海外館藏中醫古籍珍善本輯存（第一編）

第三十五册

劉金柱　羅　彬　主編

醫方考（二）
古方藥品考（一）

廣陵書社

醫方類

醫方考（二）

卷五—六

〔明〕吴崑　著

寺町通圓福寺町（京都）秋田屋平左衛門刊行　慶安四年刻本

醫方考卷之五

歙邑　吳崑　著

友人　汪栻　梓

痿痺門第四十五

叙曰：痿痺二病也，今詳內經，亦有稱痺爲痿者，故合而爲一。考方八首，舉其略耳，盡其變化，則在醫之方求焉。

肺熱湯

羚羊角　玄參　射干　薄荷

芍藥　升麻　柏皮各三錢　生地黃一合

梔子仁四錢　竹茹二錢

肺鳴。葉焦。令人色白毛敗。發爲痿躄。脉來短數者。宜此方主之○痿猶萎也。痿躄者手足不用之義。肺鳴者。火來乘金。不得其平而自鳴。今之喘急是也。葉焦者。火盛金衰。故葉焦也。色白者。肺病而色自見也。毛敗者。肺主皮毛。病故折敗也。發爲痿躄者。肺主氣。氣者萬物之父。肺者五藏之天。所以出納天地沖和之氣。而百骸資始者也。肺病則百骸失其天。而無以資始矣。故令人手足痿躄。脉來短者。肺之真藏脉也。脉來數者。火來乘金也。斯證也。持于冬。死于夏。十有九危。然而主是方者。冀其爲十中之一爾。羚羊玄參射干涼膈之品也。肺居膈上故能清肺熱薄荷升麻者辛涼之品也金鬱則泄之故用其辛涼以解肺中鬱熱柏皮能益腎水腎水益則子可以救母生地能涼心血心君涼則火不之乘金梔子竹茹能泄肝腎中相火相火熄則肺金可清芍藥味酸和肝之品也肝和則不至於侮肺侮肺者謂金本以制木今肺金自病肝木乘其虛而輕侮之臣强之象勢使然也

人尿

肺痿者取人尿無時呷之良於諸藥蓋天一生水地二生火人尿潤下鹹寒人身之天一也故可以交吾身之坎離濟吾身之水火或者因其穢而拒

之夫夫未聞道者也。

三補丸

黄連　黄芩　黄栢等分爲丸

心氣熱下脉厥而上。色赤絡脉滿溢樞紐折挈脛縱而不任地者名曰脉痿宜此方主之○心者君主之官也。內經曰。君火以名相火以位言君火正其名而無爲相火守其值以聽命。故心氣熱下脉厥而上者。此相火聽命于君也。色赤者心病而色自見也。絡脉滿溢者孫絡充滿而溢于表炎上作火者象也。樞紐折挈者言肢節折挈而不便乃陽亢用事邪居百節故耳。脛縱不任地者脉溢於上則下脉空虚而痿弱故脛縱而不任地也脉空而痿故曰脉痿是方也黄連瀉心火黄柏瀉相火黄芩瀉五藏之遊火火去則脉不厥逆各循其經而手足用矣正考見火門

龍膽瀉肝湯

柴胡一錢 人參 知母 麥門冬 天門冬 草龍膽 山梔子 生甘草 黄連各五分 黄芩七分 五味子七粒

肝氣熱色青爪枯口苦筋膜乾而攣急者名曰筋痿宜此方主之○肝者東方木也色青者肝病而色自見也肝主筋爪者筋之餘肝熱故令爪枯也

口苦者膽爲肝之府咽爲之使膽熱則汁上溢于咽故令口苦也肝主筋膜筋膜乾則燥而攣急攣急則手足不用故曰筋痿是方也黄芩黄連山梔膽草皆足以瀉肝火君之以柴胡則能條達乎肝膽矣木盛而兼燥金之化故令攣急天麥門冬知母五味味厚而潤者也故足以養筋而潤燥若生甘草人參者所以養乎陽氣也經曰陽氣者精則養神柔則養筋是故用之互考見火門

蠲痺湯　蠲音圭明也潔也

羌活　赤芍藥酒炒　薑黄酒炒　甘草各五分

黄耆　當歸酒炒　防風各二錢五分

有漸於濕以水爲事痺而不仁發爲肉痺者此方主之○濕氣着於肌肉則營衛之氣不榮令人痺而不仁即爲肉痿肉痿即肉痺耳是方也防風羌活風藥也用之所以勝濕經曰營血虚則不仁故用當歸以養營又曰衛氣虚則不用故用黄耆以益衛用夫赤芍薑黄者活其濕傷之血也用夫甘草者益其濕傷之氣也

六味地黄丸加黄栢知母方

熟地黄八兩　山茱萸去核　山藥各四兩

牡丹皮　白茯苓　澤瀉各三兩

黄栢　知母各二兩

腎氣熱則腰脊不舉骨枯而髓減發為骨痿宜此方主之○腎者水藏無水則火獨治故令腎熱腎主督脉督脉者行于脊腎壞則督脉虛故令腰脊不舉骨枯髓減若枯涸之極也腎主骨故曰骨痿是方也熟地黄山茱萸味厚而能生陰黃栢知母苦寒而能瀉火澤瀉丹皮能去坎中之熱茯苓山藥能制腎間之邪王冰曰壯水之主以制陽光此方有之矣互考見虛損勞瘵門

四君子湯

人參　白术　茯苓　甘草

陽明虛宗筋失養不能束骨而利機關令人手足

痿弱者此方主之○陽明者胃也胃爲土土者物之母易曰至哉坤元萬物資生若胃土一虛則百骸失養而絶其生氣矣故宗筋縱弛不能束骨而利機關令人手足痿弱是方也人參甘草甘溫之品也甘者土之味溫者土之氣故足以益陽明白朮茯苓燥滲之品也燥之則土不濡滲之則土不濕故足以益脾胃凡人大病之後手足痿弱者率是陽明虛也能於胃而調養之則繼東垣之武矣

八味丸

熟地黄八兩　山茱萸去核　山藥各四兩

牡丹皮去木　白茯苓　澤瀉各三兩
附子鹽煮　肉桂鹽炒各一兩
入房太甚，宗筋縱弛，發爲陰痿者，此方主之。○腎坎象也，一陽居于二陰爲坎，故腎中有命門之火焉。凡人入房甚而陰事作強不已者，水衰而火獨治也；陰事柔痿不舉者，水衰而火亦敗也。丹溪曰：天非此火不足以生萬物，人非此火不能以有生。奈之何而可以無火乎？是方也，附子、肉桂味厚而辛熱，味厚則能入陰，辛熱則能益火，故能入少陰而益命門之火；熟地黃、山茱萸味厚而質潤，味厚則能養陰，質潤則能壯水，故能滋少陰而壯坎中之水火欲實則澤瀉丹皮之鹹酸可以引而瀉之水欲實則山藥茯苓之甘淡可以滲而制之水火得其養則腎宮不弱命門不敗而作強之官得其職矣。

天雄附子川烏硫黃蜀椒蛇床子韭子小茴香八物

考

痿證大都主熱痹證大都主寒然痿證亦有寒者痹證亦有熱者此不可泥也內經曰淫氣喘息痹聚在肺淫氣憂思痹聚在心淫氣遺溺痹聚在腎淫氣乏竭痹聚在肝淫氣肌絕痹聚在脾此五證者非溫藥不足以療之也宜於天雄附子川烏硫

黃蜀椒蛇床子韭子小茴香葷消息之。

厥證門第四十六

敘曰：六經皆有厥證，率是火爾。今表雜證之厥數條以示，大者若傷寒陰厥陽厥，宜於傷寒方考求之。

六物附子湯

附子　肉桂　防已各四錢　炙甘草二錢

白朮　茯苓各三錢

陽氣衰于下，令人寒厥，從五指至膝上寒者，此方主之。○進退消長者，陰陽之理也。故陽氣衰乏者陰必湊之。令人五指至膝上皆寒。名曰寒厥。寒厥者。寒氣逆于下也。附子肉桂。辛熱之品也。故用之以壯元陽。而防已甘草白朮茯苓。甘温燥滲之品也。可佐之以平陰翳。

大補丸

黄柏一物炒褐色為末作丸

陰氣衰於下。令人足下熱。熱氣循陰股而上者。名曰熱厥。此方主之。○陽消則陰長。陰退則陽進。故陰氣衰于下。則陽往湊之。令人足下熱也。熱盛則循三陰經而上逆。因謂之熱厥。黄柏味苦而厚為陰中之陰故能補陰氣之不足瀉熱氣之有餘王氷曰壯水之主以制陽光此方之謂也。

八味順氣散

白朮　人參　白芷　白茯苓　台烏藥

青皮　陳皮各一錢　甘草五分

七氣拂欝令人手足厥冷者此方主之○氣者人身之陽也一有拂欝則陽氣不能四達故令手足厥冷是方也白芷台烏青皮陳皮開欝順氣之品也可以宣發諸陽人參白朮茯苓甘草補中益氣之品也可以調其不足經曰邪之所湊其氣必虛是故用夫補爾。

人參固本丸

人參二兩　天門冬　麥門冬　生地黄

熟地黄各四兩

内經曰。陽氣者。煩勞則張。精絶辟積於夏。使人煎厥。宜此方主之。○諸動屬陽。故煩勞則擾乎陽。而陽氣張大。陽氣張大。則勞火亢矣。火炎則水乾。故令精絶。是以遷延辟積。至於夏月。内外皆熱。水益虧而火益亢。孤陽厥逆。如煎如熬。故曰煎厥。是方也。生熟地黄。能救腎水而益陰精。天麥門冬。能扶肺金而清夏氣。人參能固真元。而療煩勞。以之而治煎厥。誠曲當之方也。

蒲黄湯

蒲黄一两炒褐色　清酒十爵沃之温服

内經曰。大怒則形氣絶而血菀于上使人薄厥宜此方主之。○肝藏血而主怒怒則火起于肝載血上行故令血菀于上菀亂也薄雷風相薄之薄血氣亂于胸中相薄而厥逆也蒲黄能消瘀安血清酒能暢氣和榮故用之以主是證。

二十四味流氣飲和蘇合香丸

尸厥者。破陰絶陽形静如死醫者不知針石宜此二方主之。○尸厥者。五尸之氣暴疰於人亂人陰陽氣血上有絶陽之絡下有破陰之紐形氣相離不相順接。故令暴蹷如死。所謂一息不運則機緘窮。一毫不續則霄壤判也。昔虢太子病此。扁鵲以針石熨烙治之而愈。今之醫者。多不識針石治臨是證。將視其死而不救歟。故用二十四味流氣飲和蘇合香丸主之。使其氣血流動陽無絕絡陰無破紐。則亦五會之針。五分之熨。八減之劑爾。○流氣飲見氣門。蘇合香丸見風門五疰門。

痓門 第四十七

叙曰。痓風勝之病也。而寒濕每兼之。然疏風之物不可獨用。獨用則筋益燥而痓益堅。此養血之品所必加也。方藥三考。惟同志者廣之。

小續命湯

麻黄去節 人參 黄芩酒炒 芍藥酒炒
川芎酒洗 防已 杏仁去皮尖炒 桂枝净洗
甘草各一錢 防風 附子炒去皮臍各五分

病強痓者。此方主之。○痓。痙字之誤也。強痓者。堅強而勁直。頭項牽急而背反張也。此以風寒濕三者客于太陽。傷其大筋。筋牽而急。故令痓也。然得之風濕者。令人有汗不惡寒。名曰柔痓。昔人以桂枝加葛根湯主之是也。得之寒者。令人無汗惡寒。名曰剛痓。昔人以葛根湯主之是也。是方也。有麻黃杏仁。則可以發表散寒。有桂枝芍藥。則可以解肌驅風。有防風防已。則可以驅邪勝濕。有人參甘草。則可以益氣柔筋。有川芎黃芩。則可以和陰去熱。乃附子之熱可以溫經而亦可以去濕者也。正考見中風門。

十全大補湯

人參　黃耆蜜炙　茯苓　白芍藥酒炒

白朮炒　當歸酒洗　甘草炙　熟地黃

川芎等分　桂枝少許

發汗過多因而致痓者此方主之瘡家雖身疼不可發汗發汗則痓者亦此方主之○上件皆是過亡津液無以養筋筋攣而急故令百節強痓耳經曰陽氣者精則養神柔則養筋故用人參白朮茯苓黃耆甘草之甘温者以益陽氣又曰手得血而能握足得血而能步故用當歸川芎芍藥地黃桂枝之味厚者以養陰血

桂枝

句文云以桂熬成濃汁着於諸木嫩苗之上必致萎謝故痓者筋病也肝木主筋藥內用桂可以伐

肝緩筋所謂木得桂而柔也故瘧病宜之

瘧門第四十八

敘曰瘧瘧病也一日數發者易治間年一發者難治此虛實之判也實者即攻之虛者先補可也茲考方三首識其大耳臨證變化豈曰拘之

續命湯加紫蘇陳皮方

竹瀝一升二合　生薑汁五合　生苄汁一升

龍齒末　防風　麻黄各四兩

防已　附子炮　石膏

桂枝各二兩　陳皮去白　紫蘇各半兩

癎疾者。發則仆地。悶亂無知。嚼舌吐沫。背反張目上視。手足搐搦。或作六畜聲者是也。宜此方主之。

○癎疾者。風痰之故也。風。陽氣也。內經曰。陽之氣以天地之疾風名之。故其發也暴然。所以令人仆地者。厥氣併于上。上實下虛。清濁倒置。故令人仆悶亂無知者。濁邪干乎天君。而神明壅閉也。舌者心之苗。而脾之經絡連于舌本。陽明之經絡入上下齒縫中。故風邪實于心脾。則舌自挺。風邪實于陽明。則口自噤。一挺一噤。故令嚼舌。吐沫者。風熱盛于內也。此風來潮湧之象。背反張目上視者。風在太陽經也。足太陽之經。起于睛明。挾脊而下。風邪干之。則實而勁急。故目上視而背反張也。手足搐搦者。風屬肝木。肝木主筋。風熱盛于肝。則一身之筋牽掣。故令手足搐搦也。搐者。四肢屈曲之名。搦者。十指開握之義也。或作六畜聲者。風痰鼓其氣竅。而聲自變也。譬之弄笛焉。六孔閉塞不同。而宮商別異是也。是方也。有麻黃桂枝防風紫蘇。則可以泄在經之邪。有竹瀝薑汁陳皮。則可以行痰涎之滯。有芐汁石膏。則可以清心肺之熱。有龍齒可以安魂。有防已。可以通塞。若夫沈痼之痰。非附子不足以行其滯。而其大熱之性。又足以益火之原而消陰翳，譬之太陽中天。幽谷之翳障無不消滅。此古人用附子之意也。

利驚丸

青黛　輕粉各一錢　牽牛末五錢　天竺黃二錢

上件爲末。蜜丸黍米大。每服一錢。得利止後服。驚癇氣實者此。丸與之。○癇疾之原，得之於驚，或在母腹之時。或在有生之後，必以驚恐而致疾。故曰：驚癇。蓋恐則氣下，驚則氣亂，恐氣歸腎，驚氣歸心。併於心腎。則肝脾獨虛。肝虛則生風。脾虛則生痰。蓄極而通，其發也暴，故令風痰上湧。而癇作矣。經曰。實者瀉之。故用竺黃青黛以瀉肝。牽牛輕粉

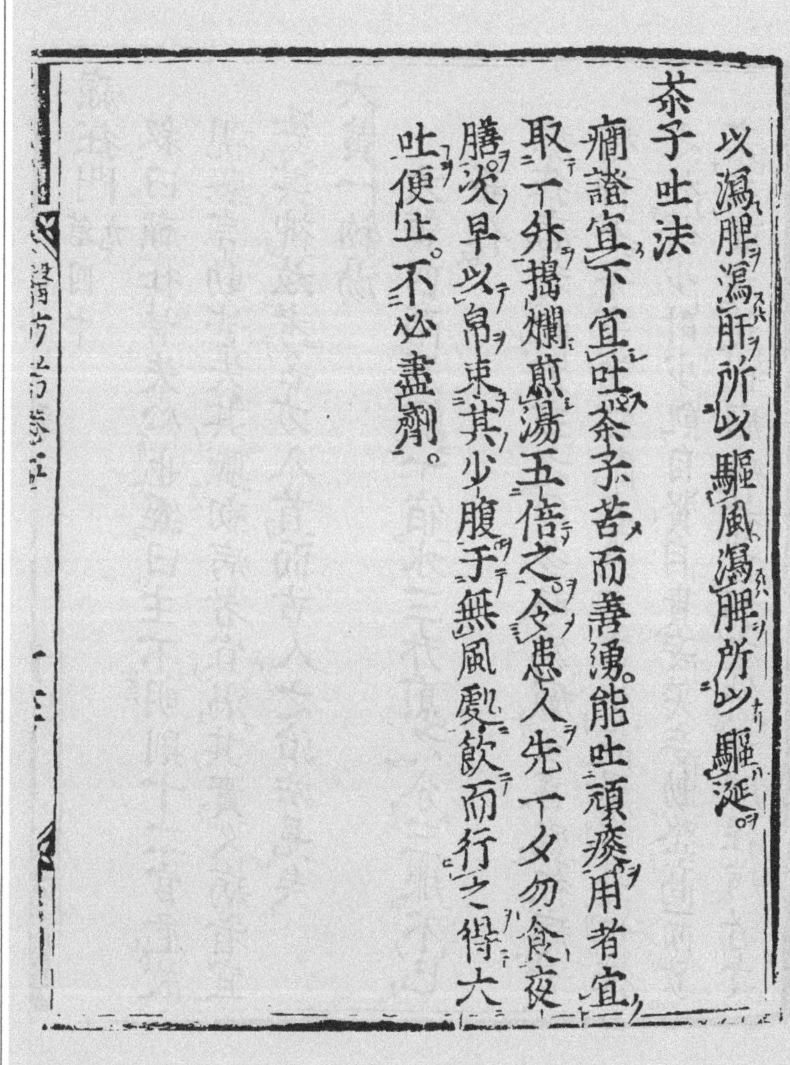

以瀉脾瀉肝，所以驅風；瀉脾，所以驅涎。

茶子吐法

痼諸宜下，宜吐。茶子苦而善湧，能吐頑痰。用者宜取一撮，爛煎湯五倍之，令患人先一夕勿食，夜膳淡早，以帛束其少腹于無風處，飲而行之，得大吐便止，不必盡劑。

癲狂門第四十九

叙曰癲狂皆失心也經曰主不明則十二官危故視聽言動皆失其職初病者宜瀉其實久病者宜安其神茲考名方八首而古人之治法見矣

大黄一物湯

大黄四兩酒浸一宿水三升煎之分三服不已再作

癲狂病者此方主之○多怒爲癲多喜爲狂癲者精神不守言語錯亂妄見妄言登高罵詈是也狂之始發少卧少飢自賢自貴妄笑妄動登高而歌棄衣而走是也癲病者責邪之併于肝狂病者責

邪之併于心也此皆實證宜瀉而不宜補故用大黃以瀉之取其苦寒無物不降可以瀉實又必數月後方可與食但得寧靜便爲吉兆不可見其瘦弱減食便以溫藥補之及以飲食飽之病必再作戒之戒之緩與之食方爲得體故曰損其穀氣則病易愈所以然者食入于陰長氣于陽故也

麻仁煎

麻仁四升水六升煎七合空心服

癩風者此方與之三劑効○麻仁潤藥也多與之令人通利故足以瀉癩風然可以濟火可以澤肝可以潤脾可以濡腎有攻邪去病之能無虛中寒

氣之患足稱良也。

苦參丸

苦參一物爲末。蜜丸梧子大。每服十五丸。薄荷湯下。

發狂無時。披頭大叫。欲殺人不避水火者。此方主之。〇上件諸證皆神明内亂也。故古人病狂謂之失心。苦參主心腹結氣。故足以治時熱狂言。

生鐵洛

黃帝問曰。有病怒狂者。此病安生。岐伯對曰。生於陽也。帝曰。陽何以使人狂。岐伯曰。陽氣者。暴折而難決。故善怒也。病名曰陽厥。帝曰。何以知之。岐伯曰陽明者常動巨陽少陽不動不動而動大疾此其候也治之奈何岐伯曰奪其食即已夫食入于陰長氣于陽故奪其食即已使之服以生鐵洛爲飲夫生鐵洛者下氣疾也崑謂怒者肝木之志也鐵洛金之體也木欲實金當平之此其所以用鐵洛也

靈苑方硃砂酸棗仁乳香散

辰砂光明有墻壁者一兩　酸棗仁半兩微炒　乳香光瑩者半兩

癲疾失心者將此三物爲末都作一服溫酒調下善飲者以醉爲度勿令吐服藥訖便安置床枕令卧病淺者半日至一日覺病深者三二日覺令人

潜伺之不可驚觸使覺待其自醒則神魂定矣萬
一驚寤不可復治○唐相國寺僧允惠患癲疾失
心經半年徧服名醫藥不效僧俗兄潘氏家富召
孫思邈療之孫曰今夜睡着明後日便愈也潘曰
但告投藥報恩不忘孫曰有鹹物但與師喫待渴
却來道夜分僧果渴孫至遂求温酒一角調藥一
服與之有頃再索酒與之半角其僧遂睡兩晝夜
乃覺人事如故潘謝孫問其治法孫曰衆人能安
神矣而不能使神昏得睡此乃靈苑方中硃砂酸
棗仁乳香散也人不能用耳○正肅吳公少時心
病服此一劑五日方寤遂瘥○本事方以此方加

人參一兩名寧志膏煉蜜作丸如彈子大每服一丸薄荷湯化下樓師云族弟因兵火失心制此方與之服二十粒愈親舊多傳去服之皆驗昆謂重可以去怯故硃砂能鎮心安神酸可使收引故棗仁能斂神歸心香可使利竅故乳香能豁達心志必酒調盡醉者欲其行藥力而成莫大之功也許學士加人參者亦謂人參能寧心爾

白金丸

白礬三兩　欝金七兩須四川蟬腹者為真

二共為末糊丸梧桐子大每服五六十丸温湯下

本事方云昔有一婦人癲狂失心數年不愈後遇至人授此方初服覺心胷有物脫去神氣灑然再服頓愈至人云此病因憂鬱得之痰涎包絡心竅此藥能去鬱痰崑按白礬鹹寒可以軟頑痰鬱金苦寒可以開結氣

驚氣丸

附子　木香　白殭蠶　白花蛇

橘紅　天麻　麻黄各半兩　乾葛二兩

麝香五分　腦子二分　硃砂一錢留少許為衣

天南星姜汁浸一宿　紫蘇葉各一兩

上件為末煉蜜丸如龍眼大每服一丸金銀薄

荷湯下

本事方云戊寅年軍中一人犯法褫衣將受刑而得釋精神頓失如痴予與一丸服訖而寐及覺病已失矣提轄張載揚其妻因避寇失心已數年予授此方不終劑而愈又黃彥奇妻狂廢者逾十年諸醫不驗予授此方去附子加鐵粉亦不終劑而愈崑謂殭蠶花蛇天麻南星可以豁風痰麝香腦子木香陳皮可以通藏竅附子所以正元陽硃砂所以安神志麻黃乾葛紫蘇所以疏表而泄其驚氣也以鐵粉而易附子者亦以金能平木而責歟爲肝逆故耳

雲母

此物性寒質重而明寒可以勝熱重可以鎮心明可以安神故紀朋用之湯液以療開元宮人

驚悸怔忡門第五十

叙曰驚悸怔忡心疾也心爲一身之主萬化之原失而不治則十二官次第而失職所謂主不明則十二官危也故考古人之方五首以表大法欲養其心者尚酌而劑之

養心湯

黄耆　白茯苓　茯神　半夏麴

當歸　川芎各半两　栢子仁　酸棗仁炒

人參　遠志去心姜汁炒　五味子　辣桂各二錢半

甘草炙四錢　每服五錢

心血虛少。神氣不寧。令人驚悸怔忡者。此方主之。

○心主血而藏神。故方寸靈臺名曰神室。神室血少而空虛。則邪氣襲之。令人如有驚悸而怔忡。怔忡不自寧也。內經曰。陽氣者。精則養神。故用人參黄耆茯神茯苓甘草以益氣。又曰。靜則神藏。燥則消亡。故用當歸遠志栢仁酸棗仁五味子以潤燥。養氣所以養神。潤燥所以潤血。若川芎者。所以調肝而益心之母，半夏麴所以醒脾而益心之子，辣桂辛熱，從火化也。易曰：火就燥，故能引諸藥直達心君而補之，經謂之從治是也。亦有加檳榔、赤茯苓者，因其停水爲悸，加之以導利水氣耳。非停水者不之用也。

寧志丸

人參　白茯苓　白茯神　酸棗仁（酒浸半日，隔紙炒）

當歸　遠志　栢子仁　琥珀（各半兩）

乳香　石菖蒲　硃砂（各二錢五分）

蜜丸梧子大，每服三十丸。

氣血虛，夢中多驚者，此方主之。○重可以去怯，故用硃砂明可以安神故用琥珀香可以利竅故用乳香菖蒲氣可以生神故用參苓茯神仁可使歸心故用栢仁棗仁酸可使養津故用遠志潤可以益血故用當歸

硃砂安神丸

硃砂五錢，水飛另研　黃連六錢，酒洗　生地黃一錢五分

炙甘草　當歸各二錢五分

夢中驚悸心神不安者此方主之○夢中驚悸者心血虛而火襲之也是方也硃砂之重可使安神黃連之苦可使瀉火生苄之涼可使清熱當歸之辛可使養血乃甘草者一可以緩其炎炎之焰一

可以養氣而生神也。○治異夢多驚外有二法一於髻中戴粗大靈砂一紗囊一於枕中置真麝香一囊皆能杜絶異夢而療夜魘

朱雀丸

白茯神二兩　沈香五錢

驚氣怔忡者。此方主之。○因驚而得者。名曰驚氣怔忡。内經曰。驚則氣亂。宜其怔怔忡忡如物之撲也。是方也。茯神之甘平。可以寧心。沈香之堅實。可使下氣。氣下則怔忡瘥矣。

蜜陀僧一物散　每服七許

驚氣入心。瘖不能語者。此方主之。○有人伐薪山

間爲狼所逐暗不能言。一醫授以此方，茶調服尋愈。又一軍人採藤于谷，爲惡蛇所逢，遊歸證狀亦同。以此方與之亦愈。蓋此物鎮重而燥，重故可以鎮心，燥故可以刼其驚痰。

健忘門第五十一

敘曰：以虛無寂滅爲宗，則弗忘而學忘；以家國天下爲念，則健忘而懼其忘。君子有天下國家之責，奈何而可忘耶。此健忘之方所必考也。

歸脾湯

人參　黃耆　龍眼肉　酸棗仁
茯苓　白朮　遠志各一錢　炙甘草
木香　當歸各五分

思慮過多勞傷心脾令人健忘者。此方主之。○心藏神脾藏意。思慮過度而傷心脾則神意有虧而令健忘也。是方也。人參黃耆白朮茯苓甘草甘溫物也。可以益脾。龍眼肉酸棗仁遠志當歸濡潤物也。可以養心。燥可以入心。香可以醒脾。則夫木香之香燥又可以調氣於心脾之分矣。心脾治寧復有健忘者乎。○丸劑宜主虛損勞瘵門天王補心丹

孔子大聖枕中方

敗龜甲 酥炙　龍骨 研末入雞腹中煮一宿

遠志 去心苗　九節菖蒲 去毛

上四件等分爲末，每服一錢，酒調下，日三。

學問易忘。此方與之，令人聰明。凡人多識不忘者，心血足而無所蔽也。若心血不足，邪氣蔽之，則傷其虛靈之體，而學問易忘矣。龜，介蟲之靈物也；龍，鱗蟲之靈物也。用龜甲、龍骨者，假二物之靈以養此心之靈，欲其同氣相求云爾。遠志辛温味厚。辛温可使入心。味厚可使養陰。菖蒲味辛氣清，味辛則利竅，氣清則通神，以之而治易忘，斯近理矣。

是方也出於孫真人之千金方其來必有所自但曰孔子大聖之方則未敢是非也

痛風門第五十二

叙曰風者百病之長以其善行而數變也痛風有寒有濕有痰有血而惟以風名者得非以其善行數變長於諸邪之故乎今考名方五首而痛風之情狀見矣

丹溪主上中下通用痛風方

南星 姜製　黄栢 酒炒　蒼术 泔浸七日 各二兩

神麴炒　川芎各一兩　桃仁去皮尖炒

白芷　草龍膽　防巳各五錢

羌活　威靈仙酒拌　桂各三錢

紅花酒洗一錢五分

此治痛風之套劑也。○有濕痰死血而風寒襲之，風則善走，寒則善痛。所以痛者，濕痰死血留結而不通也。所以走痛者，風氣行天之象也。是方也，南星燥一身之痰，蒼朮燥上下之濕，羌活去百節之風，而白芷則驅風之在面，威靈仙驅風之在手，桂枝驅風之在臂，防巳驅濕之在股，川芎利血中之氣，桃仁紅花活血中之瘀，龍膽黄柏去濕中之熱。

乃神麯者，隨諸藥而消陳腐之氣也。然羌活、白芷、威靈、桂枝，親上藥也；防已、桃仁、龍膽、黃栢，親下藥也。二之竝用，則上行者亦可以引之而下，下行者亦可以用之而上，顧人用之何如耳。

二妙散

黃栢乳潤　蒼术米泔浸七日　等分

共爲末，每用酒調下三錢。

濕熱作痛，不拘上下，此方用之每良。○蒼术妙于燥濕，黃栢妙于去熱，二物皆有雄壯之性，亦簡易之方也。

趂痛湯

乳香　沒藥　地龍酒炒　香附童便浸

桃仁　紅花　甘草節　牛膝酒浸

當歸　羌活　五靈脂酒淘去土

瘀血濕痰畜于肢節之間而作痛者。此方主之○肢節之間筋骨之會。空竅之所也。故邪易居之。是方也桃仁紅花牛膝當歸。養血而活血也。乳香沒藥五靈脂。散結而定痛也。羌活所以驅風。香附所以理欝。乃地龍者濕土所化之物。同類相從。故能逹濕邪結滯之區。甘草節者取其性平能和榮衛而緩急痛之勢也。或問濕痰瘀血。何以辯之。余曰肢節沉重者是濕痰。晚間病重者是瘀血

豨薟丸事考

唐江陵節度使成訥進豨薟丸方云臣有弟訮年三十一中風就枕五年百醫不瘥有道人鍾鉞者因覩此患曰可餌豨薟丸必愈其藥多生沃壤高三尺許節葉相對五月間收洗去土摘其葉及枝頭九蒸九暴不必大燥但取蒸爲度杵爲末煉蜜丸梧子大空心溫酒米飲下二三十丸所患忽加不得憂慮至四千丸必復如故五千丸當復丁壯臣依法修合與訮服果如其言鍾鉞又言此藥與本草所述功效相異蓋出處盛在江東彼土民呼猪爲豨呼臭爲薟必縁此藥如臭薟氣故以爲名

久經蒸暴發氣自泯每當服多須喫飯三五匙壓之奉宣付醫院詳錄○又知滁州張詠進豨薟丸表云臣因在龍興觀掘得一碑內說修養氣術并藥二件依方差人訪問採覓其草頗有異金稜銀線素根紫荄對節而生蜀號火炊草藥頗類蒼耳誰知至賤之中乃有殊常之效臣自喫至百服眼目輕明即至千服鬚髮烏黑筋力較健效驗多端臣本州有都押衙羅守一曾中風墮馬失音不語臣與十服其病立瘥又和尚智嚴年七十忽患偏風口眼喎斜時時吐涎臣與十服亦便得瘥今合一百劑差職員史元奏進○義考見中風門

桑枝煎

桑枝一小升細切炒香以水三大升煎取二升

一日服盡無時

諸痛風者服此方良○圖經云桑枝性平不冷不熱可以常服療中風體痒乾渴脚氣及風氣四肢拘攣上氣眼昏肺氣嗽消食利小便久服輕身聰明耳目令人光澤兼療口乾抱樸子仙經云一切仙藥不得桑枝煎不服。許學士云政和間予嘗病兩臂痛服諸藥不効依此作數劑臂痛尋愈。

癘風門第五十三

敘曰癘風一證古今難之是以斯世之妄治者多也深達癘風之奧者惟古東垣二人而已餘皆未有言也今考古人之方六首庶幾乎精練之奇哉

愈風丹

苦參四兩爲末　土蝮蛇　白花蛇

烏稍蛇頭尾全者。各一條酒浸二三日去骨陰乾爲末。

皂角五斤去皮弦以無灰酒浸一宿取出用水熬膏

右以苦參蝮蛇白花烏稍四味爲末將皂角膏和丸如梧桐子大每服七十丸以玉屏風散煎湯吞下輕者三蛇得一即効不必全也

癘風手足麻木毛落眉脫遍身癩疹搔痒成瘡者此方主之○癘風者天地殺物之風燥金之氣也故令瘡而不膿燥而不濕燥金之體澁故一客于人則榮衛之行滯令人不仁而麻木也毛落眉脫者燥風伐其榮衛而表氣不固也遍身癩疹者上氣下血俱病也諸痛屬實諸痒屬虛癘風之痒固多有蟲而衛氣之虛不可誣也是證也主燥劑以疏風則反以助邪往往血枯而死故求古方之潤劑以主之白花烏稍土蝮三蛇者血氣之屬也用血氣之屬以驅風豈不油然而潤乎然其性中有毒同氣相求直達癘風毒舍之處豈不居然而効

乎皂角之性。善於潔身則亦可以潔病。苦參之性善於去熱則亦可以去風。昔人吞以防風通聖散此方乃汗下之劑也。非榮衛虛者所宜。今以玉屛風散更之則黃耆可以排膿補表防風可以利氣疏邪白朮可以實脾而補肌矣。

換肌散

白花蛇　烏稍蛇酒浸各一宿　地龍去土各三兩

當歸酒製　蒼朮米泔浸七日　木鱉子去殼

細辛　蔓荊子　白芷　赤芍藥　威靈仙

天麻　天門冬　川芎　甘菊花　何首烏

紫參　荊芥穗　沙參　石菖蒲　胡麻炒

苦參　不灰木　草烏　炙甘草　白蒺藜

定風草即天麻苗　木賊各一兩

上件共爲末每服五錢食後酒調下多飲爲妙

大風年深不愈眉毛墮落鼻梁崩壞額顱腫破者此方主之○身半以上天之陽也病則氣受之氣受之則上病故眉落鼻壞而顱破也高巔之上惟風可到故用細辛白芷天麻蔓荊威靈荊芥甘菊木賊川芎蒺藜木鱉子定風草諸物者氣味輕清可以親上可以驅風可以勝濕乃不灰木石菖蒲草烏蒼朮則直可以療濕矣若苦參紫參沙參何首烏皆用之以解毒當歸甘草門冬赤芍胡麻皆

養血清氣於驅風燥濕之隊者也。地龍者蚯蟮之物，濕土所化也，故能引諸藥以就濕。白花烏稍者奔騰之類，風動之象也，故能君諸藥以驅風。此易所謂雲從龍，風從虎也。

淩霄散

蟬殼　地龍炒　白殭蠶炒　全蝎七个，各炒

淩霄花半兩

右爲末，每服二錢，熱酒調下，無時。當坐于浴室湯中一時許，服藥神良。

癘風，此方常獲奇效。（一）癘風攻蠹氣血，木石不能獲効者，非其類也。故用血氣之屬能主風者以治

之蟬退主風熱地龍主風濕殭蠶全蝎主風毒滲

霄花主風壞之血斯五物者皆有微毒用之以治

癘風所謂衰之以屬也然必坐于浴室湯中服藥

者所以開泄湊理使邪氣有所出爾。

補氣瀉榮湯

升麻　連翹各六分　生地黄　黄芩各四分

當歸　蘇木　全蝎　地龍

黄耆　黄連各三分　桔梗五分　甘草一錢半

人參二分　胡桐淚一分　桃仁三枚　麝香少許

虻蟲一枚去翅足微炒　水蛭二枚炒烟盡

此東垣治癘風之方也。○補氣瀉榮治癘風之妙苛也衛氣虛而邪襲故用人參黃耆甘草以補氣。榮血壞而爲癘。故用蝱蟲水蛭桃仁蘇木以消瘀。全蝎地龍引諸藥至風濕結聚之處。乃麝香者利關竅而無所不之升麻連翹桔梗入氣而解其熱黃連黃芩入藏而清其氣。當歸地黃入血而調其新若胡桐淚者用之以除大毒之熱又足以殺癘風之蟲而除頑臚也。

蚺蛇

泉州有客盧元欽患大風。惟鼻根未倒。屬五月五日官取蚺蛇膽欲進或言肉可以治風。遂取一截蛇肉食之三五日漸可百日平復蓋蛇之奔騰疾走。皆風象也。故爲逐風之鱗。或嫌其毒而唾之。不知醫之所取者。妙在其毒也。或曰。同氣相求。有此蛇毒。方能就彼癘毒。如水流濕。火就燥。各從其類耳。内經曰。衰之以屬。正是此意。

皂角刺

癘風眉髮墮落者。取皂角刺。九蒸九曬爲末。每服酒下二錢。久服眉髮再生。肌膚悅潤。眼目倍明。

喉閉門第五十四

叙曰喉者氣之關隘也。通則利塞則害無問其標本而當急治焉者也。今考八方于後皆古人已試之程規觸類而通之則活人之機亹亹矣。

雄黄解毒丸

雄黄一兩　鬱金一錢　巴豆十四粒去油皮

共末爲丸每服五分津液下。

纏喉急閉者此方主之。○纏喉急閉軀命之所關也急治則生緩治則死是危也雄黄能破結氣巴豆能下稠涎鬱金能散惡血能此三者開其隘矣

丹溪翁生平不用厲藥而此方者其不得已而用

之乎

稀涎散

猪牙皂角四條去黑皮　白礬一兩

共爲末每服三字。

喉閉數日不能食者。以此方吐之。涎盡病愈。皂角之辛利能破結氣。白礬之鹹苦能湧稠涎。數數湧之涎去而病失矣。

甘桔防風湯

甘草五錢　桔梗　防風各三錢

咽痛者此方主之。甘草之甘能緩喉中之急。桔梗之苦能下喉中之氣。防風之辛能散喉中之壅

火刺纏喉風法

用巴豆油塗紙上撚成條子以火點着纔煙起即吹滅之令患人張口帶火刺于喉間俄頃吐出紫血半合即時氣寬能言及啖粥飲蓋火氣熱處巴油皆到火以散之巴以瀉之煙以吐之乃一舉而三善之方也

鍼急喉閉方

於患人手大指外邊指甲後一韭葉許鍼之出血男左女右取之血出即效如大段危急兩手大指俱鍼之其效甚捷蓋喉嚨者肺之系所鍼之處乃少商也爲肺之井穴故出血而愈

喉中紅赤用鍼出血法

凡患人喉中紅赤。宜用鍼從旁鍼之出血即愈所以必欲旁鍼者避夫瘂門穴（項後入髮際五分）犯之令人失音故耳

筆鍼

名醫錄云。李王公主患喉癰數日痛腫。次食不下。召到醫官盡言須用鍼刀潰破。公主聞用刀鍼哭不肯治。痛迫水穀不入。忽有一草澤醫曰某不用刀鍼只用筆頭蘸藥癰上。霎時便潰。公主喜令召之方兩次上藥遂潰出膿血一盞餘便寬兩日瘡無事。令供其方。醫云。乃以鍼繫筆心中輕輕劃破而潰之爾。他無方也。

巧匠取喉鉤

宋咸平中職方魏公在潭州有數子弟皆幼因相
戲以一釣竿垂釣用棗作餌登陸釣鷄雛一子學
之而誤吞其鉤至喉中急引之而鉤鬚已逆不能
出命諸醫不敢措手魏公大怖徧問老婦必能經
歷時有一下老婦人年餘九十歲言亦未嘗見此切
料有識者可出之時郡中莫都料性甚巧令聞魏
公魏公呼老婦責之曰吾子誤吞鉤莫都料何能
出之老婦曰聞醫者意也莫都料嘗在水中打碑
塔添仰尾魏公悅親爲勉之曰試詢之遂召莫都
料至沉思良久曰要得一蠶繭及念珠一串公與

之都料遂將繭剪如錢用物柔其四面以油潤之中通一小竅貫之鉤線次貫念珠三五枚令兒正坐開口漸加念珠引之至喉覺至繫鉤處用力向下一推其鉤已下而脫即向上急出之見繭錢向下裹定鉤鬚須臾而出並無所損魏公大喜遂厚賂之公曰心明者意必大巧意明者心必善醫

頭痛門　第五十五

敘曰頭者身之元首也有疾苦無問標本宜先治之失而不治雖有股肱弗能用矣今考十方以治

頭所以尊元首而用股肱也有醫責者尚知務哉

加味二陳湯

半夏　陳皮　茯苓　黄芩酒炒

甘草　川芎　細辛　黄連酒炒

薄荷　蒼耳　膽南星

頭痛常發者名曰頭風偏於一邊而痛者名曰偏頭風宜此方主之。丹溪云濕土生痰痰生熱熱生風是以頭風爲病多見於嗜酒之人也偏於一邊而痛者其說有二焉一則曰氣血有虛實左屬血分右屬氣分也。一則曰身半以上天氣居之天不足西北故俱感于邪而右甚也是方也半夏陳皮茯苓甘草治痰之二陳湯也加南星之燥皆所以治痰耳而黄芩黄連者用其苦寒以治熱也苦川芎細辛薄荷蒼耳皆治風之品也高巔之上惟風可到是故用之

辛夷散

辛夷　南星　蒼耳　酒芩　川芎

頭風鼻塞者此方主之○鼻氣通乎天清陽往來之竅也風盛則氣壅故令鼻塞内經曰清陽出上竅又曰氣薄則發泄辛夷川芎蒼耳皆清陽氣薄之品也故可透氣竅佐以南星者醒其風痰佐以酒芩者清其風熱也

三五七散

細辛一兩半　防風四兩　乾薑炮二兩

附子三枚　山茱萸去核　茯苓各三兩

共爲細末。每服二錢，溫酒食前調下。

大寒中於風府，令人頭痛項筋緊急者，此方主之。

○風府，腦後之穴，督脈之所主也。寒者，天地嚴凝之氣，故令項筋緊急。乾薑附子辛熱之物也，可以散真寒。細辛防風氣薄之品也，可使至高巔。山萸養督脈之陰，茯苓和督脈之陽。河圖之義，奇者爲陽，偶者爲陰。此方名曰三五七者，以補陽爲義也。

半夏白朮天麻湯

半夏姜炒 陳皮去白 麥芽各七分半 人參
白朮炒 黄耆炙 蒼朮米泔浸七日 天麻
白茯苓 神麯炒 澤瀉各五分 黄栢一分半
乾薑二分

痰厥頭痛目眩者。此方主之。○痰厥者。濕痰厥逆而上也。痰氣逆則上實。故令頭痛目眩者目前如見黒色也。東垣曰。頭痛苦甚。謂之足太陰痰厥。非半夏不能除。眼黒頭旋。風虚内作。非天麻不能療。人參黄耆之甘温。可以瀉火。亦可以補中。蒼朮白朮之苦甘。可以去濕。亦可以健脾。澤瀉茯苓。能利濕淫之邪。神麴麥芽能消水穀之滯。橘皮乾薑。所以開胃調中。而黄栢者取其苦辛。能療少火在泉發燥也。

丹溪治頭眩方

南星　半夏　枳殼　桔梗

陳皮　甘草　茯苓　黄芩

痰火頭眩者。此方主之。〇痰之生也原於濕。故用半夏南星以燥濕。茯苓以滲濕。甘草健脾以制濕。痰之滯也原於氣。故用陳皮以利氣。桔梗以下氣。枳殼以破氣。氣滯則積而有餘。氣有餘便是火。故用黄芩以瀉火。

香橘飲

木香　白术　橘皮　半夏麯

茯苓　砂仁　丁香　炙甘草

氣滯不能運痰而作頭眩者，此方主之。木香丁香砂仁橘皮，所以流氣；白术半夏甘草茯苓，所以健脾；脾運則痰運，氣行則痰行。

清空膏

羌活　防風各一兩　黄連一兩，酒炒　黄芩三兩，酒製

川芎五錢　柴胡七錢　炙甘草一兩五錢

上件共爲末，每服二錢，茶湯調如膏，搽在口內，少用白湯送下。

風熱頭痛者，此方主之。風者，天之陽氣也，人身

六陽之氣皆聚於頭，復感於風，是重陽而實矣。故令熱痛。辛甘發散爲陽，故用羌活、防風、川芎、柴胡、甘草。乃黃芩、黃連者，苦寒之品也。以羌活之屬君之，則能去熱於高巔之上矣。

八珍湯

人參　白术　茯苓　甘草

當歸　川芎　芍藥　地黃

血虛頭痛眩暈。此方主之。○氣血，人身之陰陽也。兩相得則治，一有失則病。故陰血虛損，則陽氣獨治，陽氣親上，故令頭痛眩暈。是方也，當歸、川芎、芍藥、地黃，味厚養血之品也。復用人參、白术、茯苓、甘

草甘溫之品以養氣者何哉太極之妙陰生於陽故兼用此輩以益氣耳或問頭痛而用人參陽邪不益亢乎余曰虛火可補人參黄耆之類此之謂也

瓜蒂散搐鼻法

苦瓜蒂　赤小豆等分

濕熱淫于巔頂之上頭目偏痛者令病人噙水一口以此藥一字吹入痛邊鼻中泄出黄水即減苦能湧泄故用瓜蒂燥能勝濕故用赤豆實者瀉之故行搐法乃直搗巢穴之兵也凡云一字者二分半也取一文四字之義

出血法

唐高宗苦風眩頭重目不能視疾甚召秦鳴鶴張文仲診之鳴鶴曰風毒上攻若刺頭出少血即愈矣天后自簾中怒曰此可斬也天子頭上豈是試出血處耶上曰醫之議病理不加罪且吾頭重悶殆不能忍出血未必不佳命刺之鳴鶴刺百會及腦戶出血上曰吾目明矣言未畢后自簾中頂禮拜謝之曰此天賜我師也躬負繒寶以遺鳴鶴昆謂諸痛爲實理宜瀉之內經言出血者屢矣必以血變而止今南人惡於鍼石每畏出血北人猶然行之經曰惡於鍼石者不足與言至巧故監之巧

者必兼鍼石。嗚呼。丹溪之賢不知鍼石。今世人群然以醫之大成稱之。此子禽之賢子貢也。使翁作於九原則一言以爲不知必於斯人而示之矣。

腹痛門第五十六

叙曰。腹中者。中氣之所居也。一有疾痛。則壞中氣百骸十二官胡然受氣而榮養乎。故考名方十七首以治腹痛。

二薑丸

乾薑炮　良薑等分

腹痛脉遲者。此方主之。○腹痛之由有數種。今曰脉遲。則知寒矣。故用乾薑良薑之辛熱者以主之。辛可以破滯。熱可以散寒。不滯不寒。痛斯失矣

丁香止痛散

丁香　小茴香　良薑　炒甘草

此亦治寒氣腹痛之方也。○寒氣入經。澁而稽遲。故為腹痛。經曰。得炅則痛立止。炅。熱也。故用丁香茴香良薑之辛熱者以主之。而復佐以甘草者。和中氣於痛損之餘也。

鹽湯探吐法

燒鹽半升　溫湯五大升　和服探吐

諸腹痛連于脇膈手足冷脉來伏匿者此方主之

○凡腹痛連于脇膈多是飲食痰飲填塞至陰抑遏肝膽之氣肝者將軍之官膽者少陽上升之令抑之不得敷暢兩實相搏令人自痛所以痛連脇膈者少陽之經行於兩脇厥陰肝脉貫於膈也手足冷者少陽之氣不敷也脉來伏者為痛甚陽氣閉藏之象也經曰木鬱則達之故用吐法鹹能軟堅故用燒鹽

扶陽助胃湯

附子二錢炮　人參　草豆蔻　乾薑

白芍藥　炙甘草　官桂各一錢五分

吳茱萸　陳皮　白术　益智各五分

客寒犯胃胃脘當心而痛脉來沉遲者。此方主之。

○客寒犯胃多是飲食寒冷或因食後呼吸冷氣所致脉來沉者爲裏遲者爲寒是方也附子乾薑官桂吳茱萸草豆蔻益智仁。辛熱之品也用之所以扶陽。邪之所湊。其氣必虛故用人參白术甘草甘温之品以助胃用芍藥者。取其味酸。能瀉土中之木。用陳皮者。取其辛香。能利腹中之氣。

三因七氣湯

半夏姜汁製五錢　茯苓四錢　厚朴姜汁炒三錢　紫蘇二錢

七氣相干。陰陽不得升降。攻衝作痛者。此方主之。

○三因者。內因外因不內外因也。七氣者。寒氣熱氣怒氣恚氣。喜氣憂氣愁氣也。以三因而鬱七氣升降有妨。則攻衝而痛。是方也。紫蘇之辛芳可使散七氣厚朴之苦溫可使下七氣半夏之辛溫茯苓之淡滲可使平水穀相干之七氣。

桂枝加大黃湯

桂枝洗淨炒　甘草　生薑各三兩　芍藥六兩

大棗十二枚　大黃二兩

腹中寒熱不調而大痛者。此方主之。○寒熱不調而大痛者。先食熱物。後食寒物。二者不調而令大痛之類也。是方也。桂枝能散真寒。太黃能瀉實熱芍藥能健脾而和肝，甘草能調中而益氣，生薑可使益胃，大棗可使和脾。

玄胡酒

玄胡索一兩爲末炒香　清酒一升淬入湯服

婦人氣血攻刺疼痛，連於脇肋者，此方主之。○玄胡索味苦辛，苦能降氣，辛能散血，淬之以酒，則能達乎經脉矣。

韭汁酒

韭菜汁　清酒等分和服

脇肋常時疼痛，得熱則減，得寒則增者，此方主之。○上件證，死血也。故用韭汁消瘀，清酒行滯。

小胃丹

芫花 好醋拌匀炒黑不令焦　大戟 長流水煮一時洗淨晒乾

甘遂 洗淨晒乾各半兩　黄栢 三兩焙乾

大黄 酒潤蒸熟晒乾一兩五錢

上件爲末粥丸麻子大每服二三十丸臨卧津液吞下或白湯一口送下取其膈上之濕痰以意消息之欲利則空心服

痰涎畜積胃脘胃腹作痛者。此方主之。○小。消也。小胃者。消去胃中之痰物也。甘遂芫花大戟能下十二經之濕痰。大黄佐之下行。黄栢制其辛烈。是方也。大毒之劑攻殺擊刺之兵也。善用則治。弗善

用之則亂故醫者人之司命實實虛虛弗可弗察也

雄檳丸

雄黃　白礬　檳榔等分

共爲末飯丸黍米大每服五分食遠下

腹中乾痛有時者蟲痛也此方主之○乾痛者不吐不瀉而但痛也有時者淡食而飢則痛厚味而飽則否也浮粟經曰腹疾乾痛有時當爲蟲此之謂也是方也雄黃白礬檳榔皆殺蟲之良劑也故主之蟲盛者以吐下驅蟲之劑加之視人虛實可也

氷煎理中丸

宋徽廟常食氷，因致腹痛，國醫進藥俱不効，乃召泗州楊吉老脉之。吉老曰：宜主理中丸。上曰：服之屢矣，不驗。吉老曰：所進湯使不同，陛下之疾得之食氷，今臣以氷煎藥，此欲已其受病之原也。果一服而瘳。豈謂是義也。大易所謂同氣相求，同然所謂衰之以屬也。自非吉老之良，焉能主此。

脇痛門第五十七

敘曰：脇者，肝膽之區也。肝為盡陰，膽無別竅，怒之則氣無所泄，欝之則火無所越，故病證恒多於考名方三首，示大觀爾。

抑青丸

黄連一味，茱萸湯潤一宿，暴乾爲末，作丸。

左脇作痛者，此方主之。○肝，東方木也。南面而立，則左爲東矣。故左脇爲肝之部位，所以痛者，木氣實也。木欲實，金當平之。以黄連瀉去心火，使金無所畏，自足以平肝。故曰抑青。此古人實則瀉其子之治也。以其所不勝也。

小柴胡湯

柴胡　黄芩　人參　甘草

半夏　生薑　大棗

兩脇作痛者。此方主之。○少陽膽經行于兩脇。故兩脇作痛。責之少陽。是方也。柴胡味辛而氣温。辛者金之味。故足以平木。温者春之氣。故足以入少陽。佐以黄芩瀉其實也。佐以半夏破其滯也。而必用夫人參甘草者。恐木病傳脾。而先實其土也。用夫生薑大棗者。調其營衛。不令經氣壅滯也。

嚴氏推氣散

枳殼　桂心　片子薑黄各半兩　炙甘草一錢五分

肝氣脇痛。此方主之。○肝藏血而主怒。故病則氣血俱病。越人云。東方常實。實則可以瀉矣。故用枳殼破其氣。薑黄利其鬱。桂心能引二物至於痛處。

又曰朮得桂而柔以故用之乃甘草者取其和緩之氣以調肝方之急爾

腰痛門第五十

敘曰腰者腎之府水火之司有生之根也善調之則根固而葉榮不善調之則根枯而葉萎考方四首而治腰之大者見矣

青娥丸加黃柏知母方

破故紙酒浸少時略炒　川萆薢童便浸一宿　杜仲薑汁炒斷絲

黃柏鹽水炒　知母酒炒　牛膝去蘆各四兩

胡桃肉去皮 八兩 蜜丸

腎虚腰痛者，此方主之。○腎，坎象也。水火並焉。水衰則陽光獨治，而令腎熱；火衰則陰翳襲之，而令腎寒。水火俱衰，則土氣乘之，而邪實於腎，均之令人腰痛也。是方也，破故紙、杜仲、胡桃味厚而温，黄栢、知母、牛膝味厚而寒。温者可使養陽，寒者可使養陰。均之味厚，則均之能走下部矣。若萆薢者，苦燥之品，足以利水土之邪，而平其氣也。曰青娥者，涵陽之坎也，假之以名方，明其全夫水火之真爾。

獨活寄生湯

獨活　細辛　牛膝　桑寄生如無用續斷

秦艽　茯苓　桂心　白芍藥酒炒
人參　防風　熟地黄　杜仲姜汁炒斷絲
川芎酒洗　當歸酒洗　甘草各三兩　每服五錢

腎氣虛弱肝脾之氣襲之。令人腰膝作痛屈伸不便冷痺無力者此方主之。○腎水藏也。虛則肝脾之氣湊之故令腰膝實而作痛屈伸不便者筋骨俱病也。靈樞經曰能屈而不能伸者病在筋能伸而不能屈者病在骨故知屈伸不便。爲筋骨俱病也。冷痺者陰邪實也。無力者氣血虛也是方也獨活寄生細辛秦艽防風桂心。辛溫之品也可以升舉肝脾之氣肝脾之氣升則腰膝弗痛矣。當歸熟地白芍川芎杜仲牛膝者養陰之品也可以滋補肝腎之陰肝腎之陰補則足得血而能歩矣人參茯苓甘草者益氣之品也可以長養諸藏之陽諸藏之陽生則冷痺去而有力矣。

腎着湯

乾薑炮　茯苓各四錢　炙甘草　白朮炒各二錢

腎着於濕腰冷如水若有物者此方主之○腎主水脾主濕濕勝則流必歸於坎者勢也故曰腎着腰爲腎之府濕爲陰之氣故令腰冷如水若有物者實邪着之也乾薑辛熱之物辛得金之燥熱得陽之令燥能勝濕陽能曝濕故象而用之白朮甘

草甘溫之品也。甘得土之味，溫得土之氣。土勝可以制濕，故用以佐之。白茯苓，甘淡之品也。甘則益土，以防水。淡則開其竅而利之。此閭師必缺之義也。

猪腰青鹽杜仲方

猪腰一具　青鹽三錢　杜仲末五錢

●先將猪腰剖開，後入青鹽杜仲于內，濕紙包裹煨熟，空心服之。

小可腰痛，此方主之。○易曰：方以類聚，物以群分。故猪腰可以補腰。經曰：五味入口，鹹先入腎，故青鹽可以就下。杜仲辛甘，益腎之物也。君以猪腰，佐以青鹽則直走腎而補之矣。

七疝門第五十九

叙曰。疝隱疾也。諺有七。七者皆有虛實。今考七方。誌七疝耳。若虛實之辯。則在夫人之變通也。

吳茱萸加附子湯

吳茱萸　生薑各三錢　人參一錢

大棗二枚　附子二錢　水煎涼服

寒疝腰痛。牽引睪丸。屈而不伸。尺內脉來沉遲者。此方主之。○古稱七疝。寒水筋血氣狐癩也。寒疝之由必是寒客下體如坐於卑冷涉於寒淵之所致也寒氣自外入內束其少火鬱其肝氣故冷腰痛痛而牽引睾丸者肝之經絡環陰器故也寒主收引故冷痛而不伸不內主腰脉來沈遲皆陰脉也寒亦明矣故用吳茱萸附子之辛熱者以溫其寒用生薑大棗之辛溫者以和其氣邪傷之後其正必虛人參之補可以去其虛矣

升陽除濕湯

柴胡　羌活　蒼朮　黃耆各一錢五分

防風　升麻　藁本　炙甘草各一錢

蔓荊子七分　當歸　獨活各五分

水疝者。腎囊腫大，陰汗不絕。宜此方主之。○子和云。水疝者，得之飲水醉酒，勞於使內。其言當矣。蓋飲水醉酒，則濕氣勝，勞於使內，則腎氣虛。腎氣虛則濕勝而流坎者，勢也。故令腎囊腫大，如水晶，陰汗不既，如罅漏也。內經曰：下者舉之。又曰：風能勝濕，是方也。柴胡羌活蒼朮防風升麻藁本蔓荊獨活皆味辛而氣清，風藥也。亦升藥也。故可以勝濕可以升陽。而黃耆之甘，可使托其陷下之氣。甘草之溫，可使培其防水之土。當歸之潤，可使調榮血於風藥之隊也。○泄瀉門。胃苓湯，亦可酌用。

伏龍肝摻法

此即竈心土也。土足以防水，燥足以勝濕，水疝者以此物細末摻之腎囊，亦良法也。

甘草稍黑豆湯

生甘草稍二兩　黑豆半斤

水五倍，煎去半，空心服。

筋疝者，此方主之。○筋疝者，莖筋挈痛，挺脹不堪也。子和云：此以邪術得之。邪術者，房術春方之故也。治宜解毒緩急，故用甘草稍黑豆以主之。

按摩法

外腎因撲損而傷，睾丸偏大，有時疼痛者，中有瘀血，名曰血疝。宜於疼分之時，自以一手托其下，一

手按其上由輕至重九弄百廻彌月之間瘀血盡散陳氣皆行誠妙術也雖年深日久無不愈

虎潛丸

黃栢（鹽酒炒）　知母（鹽酒炒）　熟地黃（各三兩）

白芍藥（酒炒）　陳皮（鹽水潤晒乾）　牛膝（各二兩）

龜板（四兩酥炙）　鎖陽（酒潤晒乾）　當歸（酒洗各一兩半）

虎脛骨（一兩酥炙）　羊肉爲丸

氣疝者拂鬱則睪丸腫大悲哀則不藥而消宜此方主之○邪之所湊常乘其虛拂鬱而睪丸腫大者肝氣乘腎之虛也悲哀不藥而消者氣有所泄也先醫云肝腎之病同一治故黃栢知母熟地芍

蘗牛膝當歸鎖陽味厚之品也可以補腎亦可以補肝龜得天地之陰氣最厚虎得天地之陰氣最雄以血氣中之陰類以補陰欲其同氣相求耳陳皮者取其能推陳腐之氣羊肉者取其能補五藏之陽也或問何以不用橘核仁細枳實川練子青皮之輩余曰此皆破氣藥也昔醫固多用之然而治標云爾況蹈重虛之戒乎氣實者用之可也

補中益氣湯加黃柏知母方

人參　黃耆　白朮　當歸　升麻

柴胡　陳皮　甘草　黃柏　知母

孤疝者晝則氣出而腎囊腫大令人不堪夜則氣

入而臚脹皆消。少無疾苦。宜此方主之。病愈而止。○孤之爲物也。晝則出穴而溺。夜則入穴而不溺。以斯證肖之。故曰孤疝。夫晝陽也。夜陰也。晝病而夜否者。氣病而血不病也。故用人參黃耆白朮甘草以益氣。方内有升麻柴胡。則能舉其陷下之陽。方内有黃栢知母。則能益夫不足之。故當歸味辛。可以活其壅滯之血。陳皮氣芳。可以利其陳腐之氣。或問。何以不主辛香流氣之劑。余曰。本以氣不足而致疾。復以流氣之劑主之。非惟無益。而又害之矣。或又曰。然則予和流氣之劑非歟。余曰。吾惟酌之於理而已。胡泥乎予和。

癩疝無治法

癩疝者，頑疝也，睾丸雖大而無疾苦也。此以父子相傳，得於有生之初已然，非若有生之後三因所致之疾也，故不必主治。或有先是癩疝，後來疼痛疾苦者，此兼前件六證也，宜於前方消息之。

脚氣門第六十

叙曰：脚氣類傷寒，則察之難；脚氣能令人死，則治之難。一病而有二難，是非可以淺淺論脚氣矣。考方八首，同志者尚教我哉。

防己飲

木通　防己　蒼朮鹽炒　生地黄酒炒

白朮　檳榔　黄栢酒炒　甘草稍

川芎　犀角

脚氣憎寒壯熱者此方主之。○脚氣者濕熱在足而作氣痛也濕熱分爭濕勝則令人憎寒熱勝則令人壯熱此其爲證亦有兼頭疼者頗類傷寒惟其得病之始本於脚氣爲異耳又不可以脚氣爲拘亦有痛而不腫者名曰乾脚氣亦有緩縱不隨者名曰緩風亦有疼痛不仁者名曰濕痺亦有轉筋攣急者名曰風毒此在醫者體會而辨證療各有治法不同。大抵腳氣之疾壅疾也。宜通而惡塞。故孫真人曰，腳氣之疾皆由氣實而死，終無一人以服藥致虛而殂。故腳氣之人皆不得大補，亦不得大瀉。是方也，木通、防己、檳榔通劑也，可以去塞。犀角、黃柏、生地黃、甘草稍寒劑也，可以去熱。蒼白二朮燥劑也，可以去濕。然川芎能散血中之氣，犀角能利氣中之血。先痛而後腫者，氣傷血也，重用川芎。先腫而後痛者，血傷氣也，重用犀角。若大便實者加桃仁，小便澀者加牛膝，內熱加芩連，時熱加石膏，有痰加竹瀝。全在活法，初勿拘也。凡腳氣臨心，喘急不止，嘔吐不休者，皆死。水犯火故也。

越婢湯

石膏一兩　白朮半兩　麻黃七錢半　附子半兩　甘草二錢

脚氣痛腫。寒熱相搏。脉來沉細者。此方主之。○氣不得通則痛。血不得行則腫。此脚氣之所以爲壅疾也。寒熱相搏者。邪氣與正氣相激搏也。脉來沉者爲裏。細者爲陰。名曰越婢者。越以發越爲義。婢卑也。是方能發越至卑之氣。故以越婢名之。石膏性寒。而重。寒能勝熱。重能就下。附子味辛而熱。辛能行壅。熱能壯氣。佐之以麻黃。則寒熱之壅滯皆從汗孔而泄矣。用白朮甘草。取其氣味溫平。能致

中和之氣於發越之餘耳而甘草獨少者恐其性緩多之不能速達於卑下之區也

六物附子湯

附子　桂心　防巳各四錢　甘草炙二錢

白术　茯苓各三錢　水煎冷服

寒濕脚氣疼痛不仁兩尺脉來沈細者此方主之

○此痺證也內經曰寒氣勝者為痛痺濕氣勝者為着痺今疼痛不仁是寒而且着也兩尺主兩足脉來沈者為裏遲者為寒是方也用桂心附子溫其寒防巳白术制其濕甘草茯苓脾家藥也扶土氣之不足制濕氣之有餘然必冷服者欲附桂之

性行于下，而不欲其横于上也。

椒湯洗法

川椒一兩　葱一握　薑如掌大一塊，搥碎

水一盆，煎湯洗之。

凡人患寒濕脚氣，疼痛不仁者，内服煎劑，外宜以此湯薰洗之。○川椒辛熱，能療寒濕之痺。薑葱辛温，能利肌膚之氣。又曰：諸脚氣者，皆壅疾也。洗之無有不良。

當歸拈痛湯

當歸　知母酒炒　猪苓　澤瀉

白朮　防風各一錢　炙甘草　黄芩酒炒

羌活　茵陳各一兩　升麻　苦參酒炒
人參　葛根　蒼术各二錢

脚氣疼腫濕熱發黄者，此方主之。○脚氣內壅，故令疼腫；濕熱不得泄越，故令發黄。是方也，羌活、防風、升麻、葛根、蒼术，皆辛散之劑也，可以泄越壅塞之脚氣；苦參、黄芩、茵陳、知母，皆苦寒之品也，可以解除內壅之濕熱；乃澤瀉、猪苓、白术，淡滲物耳，能導利下焦之濕；當歸、人參、甘草者，所以養血于敗壞之餘，益氣于泄越之後也。

升陽順氣湯

升麻　柴胡　草豆蔻　陳皮去白

當歸各一錢　黃耆四分　半夏　人參各三分
甘草　栢皮各五分　神麯一錢五分

脾氣虛弱。胃氣下注。令人足跗氣腫者。此方主之。

○脾雖具坤靜之德。而有乾健之運。故脾氣冲和。則升清降濁。無跗腫也。脾氣一虛。土不制水。則胃中水穀之氣下注。隨經而下。令人跗腫。是方也。半夏甘草。所以益脾。人參黃耆。所以益氣。神麯豆蔻。所以消磨水穀。升麻柴胡。所以升舉胃氣。當歸能使諸藥歸脾。陳皮能利中宮之氣。而栢皮者。取其味厚。能引升麻柴胡。下走足跗。而升舉其陷下之陽。

杉木湯

杉木節一大升　橘葉一升無葉用皮
檳榔七枚火炮搥碎　童便三大升

共煮一升半，分二服，得快利停後服。

唐柳子厚《救死方》云：元和十二年二月，得乾脚氣，夜成痞絶。左脇有塊，大如石，且死。因大寒不知人，三日。家人號哭。滎陽鄭洵美傳杉木湯，服半食頃，大下三次，氣通塊散。病蓋死矣，昔有救者，因得不死。恐他人不幸有類予病，故以方傳焉。崑謂此云乾脚氣者，謂脚氣入腹，不得通泄也。脚氣干於肝，則左脇有塊；脚氣干於脾，則令人痞；脚氣干於心，則冷人絶病絶於夜者夜氣助其陰邪也因太寒不知人者陰進而陽不舒也是方也杉木節質重而氣芳質重則能達下氣芳則能疏壅橘葉味苦而厚過於青皮檳榔質實而重等於鐵石味厚則泄質重則降故能令邪氣大下童便鹹寒物也鹹則能引邪氣以走濁陰寒則能平熱氣使不上逆經曰道之遠者制大其服故其量數五升云

傳螺法

醫説云白石董守約苦脚氣攻注或告之搥數螺傳兩股上便覺冷氣趨下至足而安蓋螺性能泌別清濁故能療脚氣之濕熱也

宣州木瓜

顧安中，廣德人，久患腳氣，筋急腿腫，行履不得。因至湖州附船，船中先有一袋物，爲腿疼痛，遂將腿閣之袋上，微覺不痛，及筋寬而不急，乃問稍人袋中何物，應曰：宣瓜。自此腳氣頓愈。噫，藥氣相感且能愈疾，則用藥當病者，從可知矣。

眼疾門第六十一

敘曰：眼，五官之一也。眼明則無以作睿，故眼重焉。醫眼有專科，亦以其重耳。今考名方十五首，夫人酌其宜而用之則復明之一助也。

消風養血湯

荆芥　蔓荆子　菊花　白芷

麻黄去節　桃仁去皮尖　紅花酒炒　防風

川芎各五分　當歸酒洗　草决明　石决明

白芍藥酒炒　甘草各一錢

眼痛赤腫者。此方主之。○痛者邪氣實也。赤者風熱傷血也。腫者風熱注之也。是方也荆芥菊花蔓荆白芷麻黄防風川芎可以消風。亦可以去熱。風熱去則赤腫去矣。桃仁紅花當歸芍藥草石决明可以消瘀。可以養血。亦可以和肝。瘀消則不痛。養

血和肝則復明乃甘草者和諸藥而調目氣也

益陰腎氣丸

熟地黄二兩　生地黄　山藥　山茱萸

當歸稍　五味子　牡丹皮　柴胡各五錢

澤瀉　茯神各二錢五分

腎虚目暗不明者此方主之○精生氣氣生神故腎精一虚則陽光獨治陽光獨治則壯火食氣無以生神令人目暗不明王冰曰壯水之主以制陽光故用生熟地黄山萸五味歸稍澤瀉丹皮味厚之屬以滋陰養腎滋陰則火自降養腎則精自生乃山藥者所以益脾而培萬物之母茯神者所以

養神而生明照之精。柴胡者，所以升陽而致神明之氣于睛明之窠也。孫思邈云：中年之後有目疾者，宜補而不宜瀉。可謂開斯世之矇矣。東垣此方其近之。

經本滋腎丸

黃栢酒炒　知母酒炒，等分

共末爲丸，空心鹽湯下百丸。

此亦治腎虛目暗之方也。○腎者肝之母，肝木藏也，得水則榮，失水則枯，故用黃栢、知母之味厚者以滋腎水，所謂虛則補其母也。是方也，鮪曰補腎亦瀉之之類也。脾強目暗者宜主之，脾胃壞者非

所宜也

乾熟地黄丸

人參二錢　當歸身　酒黄芩各五錢

乾熟地黄一兩　柴胡八錢　生地黄酒洗一錢半

炙甘草　天門冬去心　地骨皮

枳殼麩炒　黄連酒炒　五味子各三錢

血弱不能着心。心火旺盛，肝木自實，瞳子散大，視物不清者，此方主之。○肝者心之母。心火旺盛，故令肝木自實。肝主風，心主火。瞳子散大，風火動搖之象也。瞳子者主照物，今而散大，宜其視物不清矣。越人云：實則瀉其子，虛則補其母。火是肝之子。

故用芩進骨皮生地以瀉火。水是肝之母。故用熟地門冬五味以滋水。内經曰。陽氣者精則養神。故又以人參甘草益其陽氣而枳殼者所以破其滯泥柴胡者所以升其清陽也。清升而目自明矣經曰。目得血而能視。故又以當歸佐之。

補陽湯

肉桂一錢去皮　知母炒　當歸酒洗　生地黃酒洗
白茯苓　澤瀉　陳皮各三錢　白芍藥酒炒
白朮炒　人參　黃耆炙　防風
羌活　獨活　熟地黃　甘草各一兩
柴胡二兩

青白目翳者，此方主之。陽不勝其陰則生目翳，所謂陰盛陽虛則九竅不通，乃陰埃障目之象也。是方也，人參、黃耆、白朮、茯苓、甘草、陳皮，甘溫益氣之品也，固所以補陽；柴胡、羌活、獨活、防風，辛溫散翳之品也，亦所以補陽；知母、當歸、生熟地黃、芍藥、澤瀉，雖曰養陰，亦所以濟夫羌、防、柴、獨，使不散其真陽耳，是亦所以補陽也。用肉桂者，取其辛熱，熱者火之象，可以散陰翳；辛者金之味，可以平肝木。蓋眼者肝木之竅，以故用之。

百點膏

蕤仁去皮尖，三錢　防風八錢　黃連淨，二兩

當歸身　甘草各六錢

前藥剉細以水五碗同煎半乾去渣再煎至滴水不散以淨蜜等分加入又熬少時爲度日可五七次用之名曰百點膏蓋欲使藥力相繼耳東垣云張濟氏病翳六年以至遮蔽瞳人視物有雲氣之象因用此藥而效按此五藥蕤仁能散結氣當歸能活滯血防風能散風邪黃連能攻久熱甘草能和氣血乃蜜則潤之而已

光明洗眼方

古青錢十文　黃連一錢　杏仁七枚去皮　艾葉三片

上藥用水一鍾煎去其半澄清一宿次日頻頻

洗之良

凡患風熱眼眶紅爛者，此方洗之。○銅性清肅，可以勝熱明目；黃連苦燥，可以瀉熱堅膚；艾葉辛溫，可以驅風勝濕；杏仁辛潤，可使利氣澤皮。

本事羊肝丸

黃連一兩　白羊肝一具，煮爛

二共爲丸，梧子大，每服三十丸，忌猪肉冷水。

本事方云：諸目疾翳障青盲，此方皆治。○唐崔承元者，爲官時治一死囚，出而活之。囚後數年以病死。崔後爲內障所苦，喪明逾年後，半夜嘆息獨坐，忽聞階除窸窣之聲，崔問爲誰，徐曰：是昔蒙出死之曰生不能報公今來獻曰疾方耳遂以前方言訖而沒雀依此合服不數月復明豈謂眼者肝之竅肝木自實則病眼邪害空竅也越人云實則瀉其子故用黃連以瀉心能瀉其心則子食氣於母而肝弗實矣目也豈不瑩然而明乎然必齊以羊肝者取其爲血氣之屬同類相從用之補肝非若草木之性偏一而失冲和也

說羊肝丸

夜明沙淨洗　蟬退　木賊去節　當歸各一兩

羊肝四兩

上藥以前四物研爲細末以羊肝水煑爛搗如

泥入前四物拌和丸如梧子大食後温湯下五十丸。

明州定海人徐道亨者事母至孝因患赤眼而食蟹遂成内障凡歷五年雖抱眼疾篤孝弗衰忽夢一僧人授以此方制而服之百日復明崑謂夜明沙能攻目中惡血當歸身能生目中新血蟬退能去目中翳障木賊能散目中翳熱乃羊肝者同類相從能引四物入肝而利其竅也孝道感格故致神方所謂誠能動天也

蠐螬明目

晉盛彥之母失明食必自哺母既病久婢僕數見

捶撻心懷忿怨伺彥他出取蠐螬炙而飼之母食以爲美藏以示彥彥見之抱母慟哭母目豁然而開若有神者豈謂蠐螬能攻惡血若目中血障者用之必然神良若用之與治目疾則弗驗也

真人明目丸

生地黄　熟地黄　川椒去目及閉口者微炒各等分

共爲末蜜丸梧子大每服五十丸空心鹽米飲下

江陵傅氏目昏多淚家貧鬻紙爲業性喜雲水見必邀迎一日有客方巾布袍過之授以此方治目如方修服不一月目明夜能視物豈謂賢主目之

瞳子腎水虛竭，故令目昏。肝之液為淚，肝有風熱，故令淚出。是方也，生地所以涼肝，熟地所以補腎。乃川椒者，味辛而熱，可以療肝腎之痺氣。痺氣者，濕熱著而不散之氣也。又於空心之時，以鹽飲吞之，宜其直達肝腎之區矣。病在標而治其本，可謂神於病情者，此其所以為眞人之方歟。

鼉龍點眼方

猪膽一枚（銀銚中微火熬成膏，再入）　冰腦米許（點入眼中）

鄭太尉者，眞州人，久患目盲，有白翳膜遮睛，遍服眼藥無能效者。有親仲監稅在常州守官，聞張鼉龍之名，因薦于太尉。太尉請張視之，曰：予眼緣熱藥過多乃生外障視物皆黑更無所覩醫者以肝腎虛損治之愈盲張曰請太尉將藥點眼并服之一月取翳微消後果一月翳退雙目如舊因求點藥方乃只用前件修製點入眼中微覺翳輕後又將猪膽白膜皮暴乾撚作繩子燒灰待冷點翳云盛者亦能治之此方甚好勿妄傳邕謂猪膽汁者甲木之精也可以瑩潤乙竅水臘者辛溫之品也可以旋開目翳膜灰者化爛之品也可以消去翳膜

二十 百味花草膏

羯羊膽出其中脂而填入好蜜拌勻蒸之候乾入鉢細研爲膏

福州人病目，兩瞼赤濕流淚，或痛或痒，晝不能視物，夜不可近燈，兀兀癡坐。其友趙謙子春語之曰：是爲爛緣血風眼也。我有一藥，正治此疾，名曰二百味花草膏。病者驚曰：用藥品如是，世上方書所未有，豈易遽辦？君直相戲耳。趙曰：我適聞有藥，當以與君。携一錢匕，堅凝成膏，使以匙抄少許入口。一日淚止，二日腫消，三日痛定，豁然而愈。乃往謁趙致謝，且叩其名物。趙笑以前方授之曰：以蜜揉百花，羊食百草，故隱其名以眩人耳。昆謂：內熱則瞼赤，肝熱則出泣，微熱則痒，熱盛則痛，或痛或痒，皆火之故也。氣熱則神濁昏冒，故令晝不能視物。

陽勝者喜惡火。故令不可以近燈光。此經所謂天明則日月不明。邪害空竅也。羯羊膽苦物也。足以勝熱。蜜潤物也。足以濟火。然曰入口。不曰入眼。則固服食之劑耳。用之者使頻頻嚥之。藥力相繼爲良。

明目六事方

損讀書　減思慮　專內觀

簡外事　旦起晚　早夜眠

晉范甯常苦目痛。就張湛求方。湛書此六事。仍尾之曰。右方宋陽子少得其術。以授魯東門伯。次授左丘明。遂世世相傳。以及漢杜子夏。晉左太冲。凡此諸賢並有目疾得此方之用熬以視火下以氣熏蘊於胷中七日然後納諸方寸脩之一時近可數其目睫遠可察夫簾壁長服不已洞見牆壁之外非但明目乃亦延年許學士評之曰審如是而行之非可謂之嘲謔真明目之奇方也。

目疾者戒沐頭宜濯足

崑謂此二句著先醫之格言也太極之道動而生陽靜而生陰沐頭則上動矣必生陽而損目况夫濕氣雖乾乘風而梳拂不已則風濕襲于首而併于目甚者至於喪明此沐頭之宜戒也然何以宜濯足也足太陽之經根于足之小指端上貫于睛

明足少陽之經根于足大指歧骨間上貫于瞳子窌足陽明之經根于足中指内間上貫于承泣易曰水流濕火就燥若能以温水濯其兩足則頭目間之熱邪亦能引之而下況夫温濯之餘腠理疏泄又足以瀉經中之邪是亦去病之一助也故曰宜濯足

耳疾門第六十二

敘曰耳以司聽匪聽弗聰也君子有思聰之責者胡然而使聾如乎故考四方以治耳

千金腎熱湯

磁石煅紅淬七次　白朮　牡蠣各五

甘草一兩　生地黃汁　葱白各一升

麥門冬　芍藥各四兩　大棗十五枚

水九升煎三升分三服

腎熱耳中膿血不聞人聲者此方主之。耳者腎之竅故腎熱則令人病耳生膿出血不聞人聲也是方也磁石能引肺金之氣下降于腎腎得母氣自然清肅而熱日愈生地汁麥門冬白芍藥所以滋腎陰而瀉腎熱乃葱白者所以引腎氣上通于耳也牡蠣鹹寒能軟堅而破結氣得葱白引之入

耳則能開聽户而消膿血乃白术甘草大棗者健脾之品也所以培萬物之母益上氣而制腎邪爾

千金補腎丸

人參　黄耆　當歸　山茱萸　牡丹皮
芍藥　桂心　遠志　巴戟天　兎絲子
細辛　蓯蓉　附子　熟地黄　蛇床子
茯苓　甘草　乾薑　澤瀉　石斛各二兩
石菖蒲一兩　防風一兩半　羊腎二枚

千金云勞聾氣聾風聾虚聾毒聾久聾耳鳴者此方主之○勞聾者勞火鼓其聽户也氣聾者經氣滞塞于聽户也風聾者風熱閉其聽户也虚聾者

氣血虚耗而神不用也毒聾者臟血障礙妨于聽户也久聾者病非一日邪氣痺聚也凡是聾者勢必耳鳴故總繫其耳鳴也味之甘者可以補虚亦可以却勞人參黄耆羊腎山茰乾地兔絲巴戟蓯蓉澤瀉芍藥當歸茯苓甘草均之味甘之品也能療虚聾勞聾味之辛者可以驅風亦可以順氣防風細辛菖蒲遠志丹皮石斛均之味辛之品也能療氣聾風聾性之毒者可以開結毒亦可以療久痺蛇床桂心附子乾薑均之辛温微毒之品也能療毒聾久聾

治三十年久聾方

故鐵三十斤，以水七斗浸三日，取汁入麴釀米七斗，如常造酒法，候熟，取磁石一斤研末，浸酒中三日，乃可飲。取醉，以綿裹磁石內耳中，覆頭卧，酒醒去磁石即瘥。崑謂磁石引鐵，物類之相感也。金石之性寒，可使主內熱；金石之性重，可使不怯氣。共釀於酒，欲其無所不之。既飲其酒，復以磁石內耳，欲其內外交感，而聽户開爾。

耳膿方

人髮燒灰存性，每用分許，吹入耳中即瘥。此濕者燥之之意，而必以人髮者，近取諸身而自足也。他如白礬、赤石脂、鴿糞，皆可枯灰用之。

鼻疾門第六十三

叙曰：鼻居五官之中，疾非美觀也。記曰：盡飾之道，斯其行者遠矣。故考五方以治鼻。

蒼耳散

白芷一兩　辛夷仁　蒼耳子炒各二錢五分

薄荷五錢　共爲末，食後葱湯下二錢。

鼻淵者，此方主之。鼻流濁涕不止者，名曰鼻淵。乃風熱在腦，傷其腦氣，腦氣不固，而液自滲泄也。此方四件，皆辛涼之品。辛可以驅風，涼可以散熱，其氣輕清，可使透于巔頂，巔頂氣清，則腦液自固，鼻淵可得而治矣。

辛夷散

辛夷　川芎　防風　木通去節　細辛洗去土

藁本　升麻　白芷　甘草等分

共爲末。每服三錢。茶清調下。

鼻生瘜肉，氣息不通，香臭莫辯者。此方主之。○鼻者氣之竅，氣清則鼻清，氣熱則鼻熱，熱盛則塞盛，此瘜肉之所以生也。故治之宜清其氣，是方也。辛夷、細辛、川芎、防風、藁本、升麻、白芷。皆輕清辛香之品也。可以清氣，可以去熱，可以疏邪，可以利竅，乃木通之性。可使通中。甘草之緩。可使瀉熱。

瓜蒂散搐瘜肉法

先將鼻中瘜肉用針微刺，令患人含水一口，後以瓜蒂散和麝香少許，用水數滴吹鼻內，出涎水則愈。此苦能湧泄也。能瀉其實，則瘜肉愈矣。

補腦散

天雄炮　辛夷仁　蒼耳茸等分

共爲末，飯後酒下二錢。

陽虛腦寒鼻淵者，此方主之。○人身之上，天之陽也。故六陽之氣皆會於首。若陽氣自虛，則陰氣湊之，令人腦寒而流清涕。是方也，天雄辛熱而上浮。辛熱者，太陽之象，故可以溫腦而補陽虛。辛夷仁、蒼耳茸皆輕清徹腦之劑，可以佐天雄而透腦。

大朴散

大黄　朴硝等分為末

鼻赤如榴者。將此二物為末。酒調付之。○鼻赤者熱也。所以赤者血也。大黄之寒能瀉熱。朴硝之鹹能敗血。是證也。酖於酒者而後有之。若不絕其酒。而徒用其藥。掩薪救火。何益於事。

口齒舌疾門第六十四

叙曰。君子無尺寸之膚不愛焉。則無尺寸之膚不養也。口也齒也舌也。何莫而非吾身之膚。則亦何

莫而非吾之所當養矣故考十五方以治口齒舌

口糜散

黃栢　黃連各一兩　雄黃　沒藥各一錢

片腦五分

五件共爲細末每用分許着于瘡上良

口瘡糜爛者此方主之口糜本於濕熱濕熱不去必至瘡蝕寒可以勝熱苦可以堅膚故用黃連黃栢乃雄黃之悍殺蟲而利氣片腦之竄殺蟲而入腠沒藥之苦散血而愈瘡

薔薇煎

取薔薇濃煎汁含之又稍稍咽之日三夜一冬

用根夏用葉

孫真人千金方云薔薇根口瘡之神藥人不知之故其口齒一門用薔薇根者蓋六方焉今并其藥氣平而味苦內經曰氣薄為陽中之陰又曰味厚則泄如此言之固清氣泄熱之藥也

柴胡地骨皮湯

柴胡　地骨皮各三錢　實者加大黃朴硝

氣厥論曰膀胱移熱于小腸膈腸不便上為口糜此方主之○膀胱者水道之所出小腸者清濁泌別之區也膀胱移熱于小腸則清濁不能泌別濕熱不去勢必上蒸故令口中糜爛而瘡乃竈底燃

新籠中肉糜之象也。是方也，柴胡辛溫，所以升其清陽；地骨皮苦寒，所以降其濁陰。清濁既判，則乾清坤寧，膈腸利，而口糜愈矣。實者加大黃、朴硝，謂大便秘澁，邪氣自實。二陰皆秘，地道不通，故用大黃苦寒以瀉實，朴硝鹹寒以軟堅，乃釜底抽薪之法也。

搕膽湯

人參　炙甘草　黃芩各一錢　官桂半錢

苦參　茯神各一兩　遠志肉七分

謀慮不決，肝膽氣虛，口苦舌瘡者，此方主之。○肝主謀慮，膽主決斷。勞於謀慮決斷，故令氣虛。咽門爲膽之使。膽汁上溢于咽。故令口苦。木能生火。故令舌瘡。是方也。人參甘草。所以補其氣虛。苦參黃芩。所以清其氣熱。經曰。主明則十二官各得其職。故用茯神遠志以養心。又曰。微者正治。甚者從治。故用官桂之辛熱。

滋陰大補丸加鹿茸方

熟地黃二兩　川牛膝去蘆　杜仲姜炒去絲

巴戟天去心　山茱萸去核　小茴香鹽炒

五味子炒　遠志去心　肉蓯蓉

白茯苓　山藥各一兩　紅棗肉蒸熟十四兩

石菖蒲　枸杞子各五錢　鹿茸火炙酥

腎虛齒長而動者，此方主之。○腎主骨，腎虛則髓弱，髓弱則骨枯，骨枯則不能固齒，故令齒長而動。譬之敗几焉。几敗木枯，則緊實之寸木揺揺而脫。以水澤之，則敗几潤而寸木固。故治此者，宜滋陰補腎。腎不虛則髓骨潤，髓骨潤則齒固矣。是方也，熟地、牛膝、杜仲、山茰、五味、枸杞，皆味厚之品也，可以滋陰益腎。巴戟、蓯蓉、茴香、遠志、石蒲、山藥、茯苓，皆甘溫之品也，可以溫腎生精。乃鹿茸者，取其為血氣之屬，得陰氣之最完，故用之以為補腎塡精益髓之品耳。紅棗肉者，味甘益脾，故用之以劑丸也。

苦參湯

齊大夫病齲齒倉公爲之作苦參湯日漱三升五六日病已蓋取其苦能安齒蠹寒能去風熱也後人無風蠹有用苦參潔齒久而病腰重者降多故也此不知三軍之事而從三軍之政未有不敗者也。

蕧牙散

附子尖　天雄尖各二錢　全蝎七個

皆生擣和勻點少許于痛處

牙痛惡寒喜熱者此方主之。○凡人卧夫之時開口引其風寒因致牙痛故得寒飲則助其邪而痛甚得熱飲則散其寒而少寬是方也附子尖天雄尖辛熱之品也用之所以温寒乃全蝎者微毒之品也假之就寒毒之區兼療風邪云爾或用乾薑蓽撥細辛作湯以漱之亦是治寒之意

定風湯

牙皂角炙去皮一寸　白石膏五錢　朴硝一錢

荊芥一錢　葱白三寸

風熱牙疼喜寒惡熱者此方漱之○内生風熱併于一頰邪火自實因致牙疼故得寒飲則陰陽微和而痛少可得熱飲則以火濟火而痛益深是方也用牙皂荊芥葱白之辛温以散其風用朴硝石

膏之鹹寒以驅其熱

梧桐淚蟬酥莨菪子韭子石灰總考

凡牙間有孔而痛者以上五件得一治之皆獲奇効○梧桐淚主火毒風疳䘌齒王海藏常奇之矣蟬酥主牙蝕到齦痛定林元禮常奇之矣莨菪子炮氣蒸齒去䘌孫真人常奇之矣韭子入艾燒烟薰䘌宋丹溪常奇之矣此皆古人之方也新得一方只是新燒石灰一物蜜丸着於齒蝕之齦糁手而愈此則古人之所未道也

燒鹽竈突煤擦牙方

凡人齒縫中出血只以燒鹽竈突煤二物研勻臨

卧搽牙漱口良〇鹽勝血故用燒鹽血得黑則止。故用竈突墨

取牙不犯手方

草烏　蓽撥各半兩　川椒　細辛各二兩

本事方云。四件共爲細末每用少許以鍼揩在患牙内外。如此數次其牙自傷則易落矣蓋四物皆辛熱之品。入齒齦而數傷之則齒肉自離此近理之方也。

蒲黄一物散

本事方云。一士人夜歸其妻熟寢士人撼之妻問何事不荅。又撼之其妻驚視之舌腫已滿口不能

出聲急訪醫得一叟負囊而至用藥摻之比曉復舊問之乃蒲黃一物崑謂內經曰熱勝則腫此必心脾之火併于舌故令腫而滿口蒲黃性寒能清氣凉血故愈。

槐花一物散

泉方云。一士人無故舌出血仍有小竅。醫者不曉何疾炒槐花為末摻之而愈崑謂諸見血皆是火證槐花能療血中之熱故愈。

冰片

熱證多舌出有病愈而舌不能入者以冰片分許末其舌上則入。所以舌出者熱實于內而欲吐舌。

泄氣也所以不能入者邪氣久居舌強而不柔和也。氷片味辛熱而氣清香可以利竅可以柔筋可以泄氣故得之而舌入矣。

蓖麻油撚紙熏舌法

有人舌腫舒出口外無敢醫者一村人云偶有此藥歸而取至乃二紙撚以燈燒之取煙熏舌隨即消縮衆問其方村人曰吾家舊有一牛亦舌腫脹出口人教以蓖麻油蘸紙作撚燒烟熏之而愈因以治人亦驗崑謂舌腫舒出口外經所謂熱勝則腫也然舌者心之苗又脾之經絡連舌本散舌下其熱當責於心脾二經本草云蓖麻主浮腫惡氣

取油塗之葉主風腫不仁擣蒸傳之則其能解風腫內熱也可知矣然用其煙猶有妙義煙乃輕清之物一入其口呼吸傳變可使徑達心脾臚微治標亦可瘵本村人用之而不達其理斯其所以爲村人醫者聞之而不察其理則亦村人而已矣

醫方考卷之五終

醫方考卷之六

歙邑　吳崑　著

從姪　吳子湛　梓

蟲門第六十五

敘曰。為國者必欲去夫蠹國之小人，故為醫者必欲去夫蠹身之蠱蝕。身國不同，理相須也。因著六考，以療蟲，君子用之，庶幾乎保安之一策也。

化蟲丸

鶴虱去土　胡粉炒　苦楝根東引不出土者

檳榔各一兩　蕪荑　使君子各五分

白礬枯二錢五分

量人大小服，一歲兒可五分

腸胃中諸蟲爲患。此方主之。○經曰。腸胃爲市。故無物不包無物不容。而所以生化諸蟲者。猶腐草爲螢之意。乃濕熱之所生也。是方也。鶴虱檳榔苦楝根胡粉白礬蕪荑使君子皆殺蟲之品。古方率單劑行之。近代類聚而爲丸爾。

靈砂丹

水銀一斤　硫黄四兩

二物于新銚内炒成砂。更入水火鼎内煆煉爲末。糯米糊丸。如麻子大。每服三丸加至五七丸

忌猪羊血。菉豆粉。冷滑之物。

腸胃諸蟲。此方主之良。○崑謂。濕熱生蟲。故知濕

熱者蟲之天也。是方用硫黄以燥濕，用水銀以驅熱，是奪蟲之天矣。蟲失其天，未有不殺。

蟲藥總考

昆按：古方殺蟲，如雷丸、貫衆、乾漆、蠟塵、百部、鉛灰，皆其所常用也。有加附子、乾薑者，壯正氣也。加苦參、黄連者，蟲得苦而安也。加烏梅、訶子者，蟲得酸而軟也。加藜蘆、瓜蒂者，欲其帶蟲而吐也。加芫花、黑丑者，欲其帶蟲而下也。用雄黄、川椒、蛇床、樟腦、水銀、檳榔者，治疥瘡之蟲也。用胡桐淚、莨菪子、韭子、蟬酥者，治䘌齒之蟲也。用川槿皮、海桐皮者，治風癬之蟲也。用青箱子、覆盆葉者，治九竅䘌蝕之蟲也。用敗鼓心桃符板虎糞骨死人枕獺爪鸛骨者。驅瘵蟲也。或用桃柳東南枝者。以其得天地春生夏長之氣而假之以為吾身之助也或用吴茱萸東引根或用酸石榴東引根煎湯吞藥者一以此物亦能殺蟲。一以東方者生物之始諸蟲受氣之所也。東引根能引諸藥東行奪其生生之氣乃伐根之斧也。

藍

泊宅編云。永州通宅聽軍負毛景得奇疾每語喉中必有物作聲相應有道人教之讀本草藥名至藍而默然。遂取藍捩汁而飲之。少頃吐出肉塊長

二寸餘人形悉具劉惠在永州親見其事千金翼云藍主辟蝕則固殺蟲物爾

雷丸

陳正敏遯齋閒覽云（綱目作閑）楊勔中年得異疾每發言應答腹中有小蟲效之數年間其聲寖大有道士見而驚曰此應聲蟲也久不治延及妻子宜讀本草遇蟲不應者當取服之勔如言讀至雷丸蟲忽無聲乃頓服數粒遂愈

檳榔散石榴根煎

蔡定夫戡之子康積苦寸白蟲醫者教之以月初三日前先炙猪肉一臠置口中咀嚥其津而勿食

諸蟲聞香爭咂如箭攻攢却以檳榔細末一兩取石榴東引根煎湯調服之若如其言不兩時腹中雷鳴急瀉蟲下如傾以杖挑之皆連綿成串其長幾丈尚蠕蠕能動乃悉置之于火宿患頓愈

古稱九蟲一曰伏蟲長四寸爲群蟲之長二曰白蟲相生至多形長一寸其母長至四五尺三曰肉蟲狀如爛杏令人煩悶四曰肺蟲其狀如蠶令人欬而聲嘶五曰胃蟲狀如蝦蟆令人吐逆嘔噦六曰弱蟲狀如瓜瓣令人多唾七曰赤蟲狀如生肉令人腸鳴八曰蟯蟲至微細狀如菜蟲居洞腸間居則爲痔漏癰疽諸瘡九曰蚘蟲長一尺貫心則殺

人。又有三尸蟲，狀如大馬尾，薄筋依脾而居，乃有頭尾，皆長三寸。又有勞蟲、膈蟲、蟯蟲、癩蟲、蠱蟲、狐惑蟲。未易悉舉，醫者推類而治之可也。

痔漏門第六十六

敘曰：察痔漏者，瘍醫之事也。君子鄙談之，然擇疾而療，非醫之任者也。故考一方以大其規，詳論藥物以要其變。

四物湯加黃芩黃柏槐花方

當歸　芍藥　川芎　生地黃

酒黃芩　酒黃栢　炒槐花

內熱。痔漏下血者。此方主之。○痔漏。廣腸之毒也。內經曰。因而飽食。經脉橫解。腸澼為痔。是以痔漏之疾。多見於膏粱富貴之人。而藜藿之腹。未見其多也。一有病根。則勞思便作。飲酒便作。所以然者。內熱而血妄行也。是方也。生地槐花黃芩黃栢。清其熱也。當歸芍藥川芎。調其血也。

四君子湯

人參　白术炒　茯苓　甘草炙

年高氣弱。痔血不止者。此方主之。誤服攻痔之藥。致血大下。不止而虛脫者。亦此方主之。○血。有形之陰也。必賴無形之氣以固之。故年高而氣弱則血下。久藥損氣則血下。是方也。人參白朮茯苓甘草。皆甘温益氣之品也。大氣充盈自足以固有形之血。譬之乾元充溢於兩間自能舉乎太地而無傾陷之危者也。

痔漏諸藥總考

崑按古方醫痔漏下血。有用槐角灰者。有用栢葉灰者。有用蝟皮灰者。有用露蜂房灰者。有用牛角腮灰者。有用胡桃灰者。俱以方寸匕酒調下。此皆枯痔之法也。湯液之中。有用防風者。有用秦艽者。有用皂角仁者。有用荆芥白芷者。此皆責之風熱入藏也。有用芒硝大黃者。有用檳榔枳實者此皆責之實熱可下也。有用胡黃連者。有用酒苦參者。有用石蓮肉者。有用番木鱉者。此皆責之實熱可清也有用桃仁紅花者有用蒲黃蘇木者此皆責之瘀血未消也。有用杏仁麻仁者。有用地黃黃栢者。此皆責其爍金無液也。有用地榆蘄艾者。有用枯龍骨鹿角霜者。此欲強止其血也。有用象牙蜣蝍者。有用人爪蟹爪者。此欲放出其肛而外施藥以愈之也。有用薰法者有用洗法者。有用藥坐者無非枯痔止血之品也。有用挿藥者有用掛線者無非爛肌去腐之輩也。嗚呼。任醫猶任將用藥猶

用兵神于兵者壘石可以爲鱉驅牛可以破敵神于藥者心解而機自靈見超而術自神有不拘拘於紙上之陳言矣

疥瘡門第六十七

敘曰人以弗病爲安疥瘡雖曰小疾然流連其痒弗息其搔則亦非可觀之度矣因著六考以主之庶幾乎無瘡痍也

防風通聖散

防風　川芎　川歸　黄芩炒　麻黄去節

連翹　薄荷　石膏　白术炒　梔子黑炒
大黄　芒硝　桔梗　荆芥　白芍藥
滑石　甘草

表有疥瘡內有實熱此方主之○諸痛瘍瘡痒皆屬心火故表有疥瘡必裏有實熱是方也用防風麻黄泄熱於皮毛用石膏黄芩連翹桔梗泄熱於肺胃用荆芥薄荷川芎泄熱於七竅用大黄芒硝滑石梔子泄熱於二陰所以各道分消其勢也乃當歸白芍者用之以和血而白术甘草者用之以調中爾互考見中風門火門

玉燭散

川芎　當歸　生地黄　赤芍藥

大黄　甘草　朴硝各等分

疥瘡作痛者此方主之。諸痛屬實實者可瀉故用朴硝大黄瀉其實生地赤芍涼其血川芎當歸和其榮甘草調其衛是方爲攻下之劑必形氣病氣兩實者始可用之若病氣有餘形氣不足者以前方防風通聖散去大黄芒硝可也

當歸養血湯加防風連翹方

當歸　防風各一錢　黄耆五錢　連翹二錢

疥瘡有血無膿搔痒不止者此方主之。有血無膿此表氣不足也諸痒屬虚虚者可補故用當歸

黄耆大補其氣血乃防風者引歸芪直達于表二物得之而効愈速也若連翹者解諸經之客熱而巳此藥服之數劑諸瘡化毒生膿又更服之得膿潰毒盡則去病根而無濕瘢之患若膿日久不乾者去黄耆加白朮茯苓以燥之如治爛豆之法則善矣。

十全大補湯

人參　黄耆　白朮　茯苓　熟地黄

當歸　川芎　芍藥等分　甘草　桂少許

瘡久血氣虚弱頭面腹背背瘡者此方主之○瘡疥生于手足者爲輕生于頭面腹背者氣血虚

之盛乃小人道長之象故用人參黃耆白朮茯苓甘草大補其氣用當歸川芎白芍熟苄桂心大補其血氣血得其補則腹背之瘡先愈而君子道長小人道消矣○脾胃門參苓白朮散亦可酌用

加品

古方有用苦參沙參忍冬花皂角刺者此皆治瘡善藥若依前法則此輩不用亦愈必欲用之苦參宜用酒炒

疥瘡塗藥總考

古方塗藥有用蛇床子川椒雄黃樟腦水銀檳榔者有少入人言者皆殺蟲也有用木鱉子大風子

者皆去風也有用枯礬硫黃者爲燥濕也有用太黃黃栢輕粉鉛粉黃丹者爲解熱也或以柏油塗者或以麻油塗者或以猪脂塗者予少時常自用之率驗於此而違於彼今月少愈再月即發竟以服藥而瘳終無益於塗也然病淺者閒有塗之而愈故塗藥亦所不廢

暴死門第六十八

敘曰幻化之軀不能無死但曰暴死則非正命矣君子順受其正胡然以非命歸耶故考方法八條

以拯暴死

六君子湯加天麻方

人參　白朮　茯苓　甘草　半夏　陳皮

天麻

暴死。口噤吐沫。身體溫煖。脉來虛大者。中風暴死也。此方主之。○暴死者。卒然而倒。不省人事也。風燥則筋急。故令口噤吐沫者。風盛氣湧使然。乃風來潮涌之象。風為陽邪。故令身體溫煖。脉來虛大者。正氣虛而邪氣盛也。斯時也。主辛散之劑。以驅風則懨懨之氣必絕。非其治也。故用人參白朮茯苓甘草之甘溫者。急固其氣。復用半夏陳皮之辛

利者以平其沫天麻之加。定風邪爾

附子理中湯

附子　乾薑　人參　甘草　白朮

腹痛。頷頭黎黑。手足收引。脉來沈下。無氣以息者。中寒暴死也。此方主之○腹痛病因有數種但頷頭黎黑。手足收引。脉來沈下則中寒之驗也所以無氣以息者。呼出主陽吸入主陰二陰受其真寒則病不能吸吸亡則呼不能獨存矣。故令人暴死。寒者溫之故用附子乾薑乃人參白朮甘草所以生其呼吸之氣也。進藥後更着艾灸其關元此內外交治之法是證也。有死一日夜而治之復甦者，卒勿因其倦而忽之。

生脉散加香薷方

人參　麥門冬　五味子　香薷

人本陰虛，復遇暑途饑困勞倦，暴仆昏絶者，此方主之。○人本陰虛，則陽獨治，復遇暑途，則陽易亢，加之饑困勞倦，則陰益虧。所以暴仆昏絶者，一則陰虛而孤陽欲脱，一則暑邪乘虛而犯神明之府也。故用人參益元而固脱，香薷辟邪而却暑，麥冬之清，所以扶其不勝之肺，五味之酸，所以斂其欲脱之真。

四君子湯加竹瀝薑汁方

人參　白术　茯苓　甘草　竹瀝　薑汁

暴死有痰聲者。名曰痰厥。此方主之。○痰厥者虛陽載痰上逆之名。所以令人暴死者。頑痰塞其清陽呼吸之道也。痰既塞之氣欲通之故吟喉中有聲。經曰。壯者氣行則愈怯者着而成病故用人參白术茯苓甘草之溫補者以壯氣佐之竹瀝薑汁以行痰

獨參湯

人參二兩去蘆煎

行立之間暴眩仆絕喉無痰聲身無邪熱者。陰虛陽暴絕也。此方主之。○陰陽之在人身。互爲其根

而不可離者也。若陰道虧之則孤陽無所依附亦自飛越故令人暴啞仆絕過不在痰故無痰聲。病不因感故無體熱斯時也。有形之陰血不能急生無形之呼吸所宜急固。況夫陰生於陽又太極之妙乎。故以獨參主之取其為固元益氣之聖品爾

五磨飲子

木香　沈香　檳榔　枳實　台烏藥

五件等分白酒磨服

暴怒暴死者名曰氣厥此方主之。（　）怒則氣上氣上則上焦氣實而不行下焦氣逆而不吸故令暴死。氣上宜降之故用沈香檳榔氣逆宜順之故用

木香烏藥佐以枳實破其滯也磨以白酒和其陰也

火醋薰鼻法

凡感臭穢瘴毒暴絶者名曰中惡不洽即死宜燒炭火一杓以醋沃之令患人鼻受醋氣則可復甦既甦以感冒門藿香正氣散主之

禮拜法

凡遇屍喪翫古廟入無人所居之室及造天地鬼神壇場歸來暴絶面赤無語者名曰尸疰亦曰鬼疰即中祟之謂也進藥便死宜移患人東首使主人焚香北面禮拜之更行火醋薰鼻法則可復甦

否者七竅逆血而死

凡男婦交感而死在男子名曰脫陽在女子名曰脫陰男子雖死陽事猶然不痿女子雖死陰器猶然不閉亦有夢中脫死者其陽必舉陰必泄尸容有喜色爲可辯也皆在不救

痘門第六十九

叙曰小兒壯熱呵欠頓悶時發驚悸或吐或瀉手足時冷面頰顋赤嗽嚏者爲痘證也蓋痘出于五藏由內達外是以各顯其證呵欠頓悶肝之證也

時發驚悸心之證也或吐或瀉手足時冷者脾之證也頰赤嗽嚏肺之證也錢氏謂獨有腎藏無證此大不然若腰痛喜寐則腎之證矣五藏之證盡顯者其痘必多但顯一二證者其痘必少魏氏以痘本於相火其言高出前古雖其主方近於執一然録古人一十四方則示人以變通也所知矣今世之醫率以是短之使諸子者竝作于九原豈遇魏氏則北面而師之遇錢陳則肩隨而已所以然者二子之資不及魏也茲考群方則以百家而出入之初不拘拘於二子矣

痘證三四日前諸方考

升麻葛根湯

升麻　葛根各二錢　白芍藥一錢半　甘草一錢

小兒初間發熱壯盛。爲風寒。爲痘疹。莫能的辯。此方穩當。宜主用之。○表熱壯盛。此邪實於表也。經曰。輕可以去實。故用升麻葛根以疏表。甘草佐之可以和在表之氣。芍藥佐之可以和在表之榮。去其實邪。和其榮衛。風寒則解。痘疹則出。誠初間之良劑也。如至四五日。痘中夾疹者。亦此方主之。疹散只依常法治痘。

參蘇飲

紫蘇　陳皮　半夏　茯苓

乾葛　前胡　桔梗各一錢　甘草五分

人參七分

風寒壯熱體重頭痛痰嗽壅盛者此方主之○風寒客于外故用紫蘇乾葛以發表痰嗽壅于內故用半夏前胡桔梗陳皮茯苓以安裏邪去之後中外必虛人參甘草急固其虛此則表和而痘易出裏和而氣不虛表裏無失斯良劑矣

麻黃湯

麻黃　杏仁　甘草　桂枝

天寒腠密表熱壯盛者此方主之○解表之藥有三品辛涼辛溫辛熱也冬月表氣易泄宜用辛涼

春秋表氣平調。宜用辛溫。若天寒之時。表氣閉密。辛涼辛溫不能解散。故以麻黄桂枝之辛熱者以主之。亦各當其可而已。佐以杏仁。利其氣也。佐以甘草。和其氣也。

惺惺散

人參　白朮　甘草　細辛

白茯苓　天花粉　白芍藥　桔梗各七分

發熱之初。未明是痘。形體怯弱者。此方主之。○人參白朮茯苓甘草。防其虛也。乃細辛桔梗。所以疏其陽。天花粉白芍藥。所以和其陰。

加味紅綿散

天麻　麻黃　荆芥穗　全蝎

薄荷　紫草　蟬退等分

風熱驚搐者以此藥調抱龍丸○痘之出也自內達外心熱則驚肝熱則搐所以搐者風也所以驚者熱也是方也麻黃荆芥薄荷天麻全蝎蟬退所以消風解熱乃紫草者所以解毒發痘而活血也

抱龍丸

天竺黃一兩　膽南星二兩　辰砂五錢水飛七次

雄黃　琥珀　珍珠各三錢

麝香二錢五分　檀香　人參各二錢

木香　沉香各一錢　金箔二十葉

甘草汁爲丸如大豆大每服一丸嬰兒半丸。

痘前發驚者此方主之。○明者可以安神故用琥珀珍珠重者可以去怯故用辰砂金箔消氣竄可以利竅故用雄黃沈檀木麝甘温可以固元故用人參辛燥可使開痰故用南星寒凉可使清熱故用竺黃

羌活透肌湯

羌活　陳皮　柴胡　前胡　半夏　茯苓

甘草　桔梗　川芎　當歸　山查

痘出見點未盡者此方主之。○表氣未疏則出有不盡故用羌活柴胡前胡川芎以疏表裏氣未利

則出有不速故用半夏茯苓陳皮甘草桔梗以調裏當歸活表裏之血山查消表裏之滯益治滯消則痘之出也易易矣

透肌散

紫草二錢　木通一錢半　白芍藥酒炒　人參

蟬退　升麻　甘草各五分

氣弱痘出不盡者此方主之○人參甘草能益氣而補中紫草木通能透肌而起痘升麻蟬退能退熱而消風乃芍藥者所以調陰氣而和榮衛也

甘桔湯

甘草二錢　桔梗三錢

咽喉腫痛者此方主之○甘草之甘瀉實火而補虛火桔梗之苦清喉熱而瀉氣熱

消毒飲

牛旁子二錢　荊芥穗一錢

生甘草　防風各五分

咽喉腫痛膈上熱盛者此方主之○牛旁子疏喉中風壅之痰荊芥穗清膈間風壅之熱生甘草緩喉中風壅之氣乃防風者散諸風不去之邪也

加味如聖散

桔梗二錢　牛旁子　麥門冬各一錢五分

甘草　玄參　荊芥各一錢

防風七分　生犀角　黄芩各五分

痰嗽風熱聲啞喉痛者此方主之○牛蒡子麥門冬療風痰而清肺熱荊芥防風散風邪而升散熱甘草桔梗黄芩利咽喉而清氣熱犀角玄參涼心膈而療結熱熱去則金清金清則聲啞瘥矣

紫草化毒湯

紫草二錢　陳皮一錢　升麻　甘草各五分

小便赤加木通

痘已出未出熱壅不快並宜服之○紫草活血利血化毒陳皮快膈消痰利氣升麻消風發散痘疹甘草補虚和中解熱木通之加爲導熱邪由溺而

泄痢

前胡化斑散

酒紅花　當歸各一錢　前胡八分　荆芥四分

白芷　甘草節　赤芍藥　陳皮各五分

欝金七分　酒浸胡荽子三十粒

痘中夾斑之輕者，此方主之。斑之淡紅色者，斑之輕也。治痘中之斑，與傷寒雜證不同。傷寒之斑，宜主寒涼；痘中之斑，寒之則血凝而痘不起。雜證之斑，間用溫補；痘中之斑，補之則血溢而斑愈盛。此方用酒紅花、當歸、赤芍藥，所以活斑中之血；前胡、白芷、陳皮、荆芥，所以利表裏之氣；乃胡荽子、甘草節酒欝金皆所以散滯氣爾。所其爲藥利榮調衛，不寒不熱，誠得治痘斑之理也。師云：斑證之原由初間不能清熱解毒，若能於初間清熱解毒，胡然有斑。

再造丸

生玳瑁半一兩　片腦三錢　水蛭一錢炒黄

蜈蚣三錢炒　麻黄一兩去節

猪尾血爲丸，龍眼大，每服一丸，日三，一得微汗，吉。

痘中有赤黒斑，狂言煩燥者，此丸主之。〇原是寒熱之證，失於清熱化毒，則令痘中夾斑。治之失道，則熱益盛，而斑赤黒矣。若以手按之，血散者可治，是方也。生玳瑁能解毒而化斑，蜈蚣能從毒而化毒，水蛭能散瘀而破血，片腦能化氣而利竅，麻黃能透肌而達表，和之以豬尾血，取其動而不滯爾。

黃連解毒湯

黃連炒　黃柏炒　黃芩炒　梔子炒黑　等分

裏熱壅盛者，此方主之。○無熱固不化毒，熱壅則毒亦不化，故用黃連瀉心火，黃芩瀉肺肝之火，黃柏瀉腎火，梔子瀉上下之火，無他謚而惟熱壅故用藥亦精專焉。

人參白虎湯

石膏三錢　人參　甘草　桔梗各一錢

知母二錢

裏熱渴甚者，此方主之。○石膏清胃熱，胃清則不渴。人參、知母、甘草、桔梗化氣而生津液，液生則渴自除。

辰砂益元散

滑石飛過，六錢　甘草淨末，一錢　辰砂水飛，二錢

裏熱，小便黄赤，神氣不清者，此方主之。○滑石清利六府，甘草解熱調中，辰砂安神去怯。

加味導赤散

生地黄　人參　麥門冬　木通　甘草等分

竹葉廿片　燈薪七根

小便黄赤，口乾煩渴者，此方主之。內熱，故用生地黄；小便黄赤，故導以木通、竹葉、燈薪；口乾煩渴，故潤以人參、麥冬、甘草，乃氣化而津液自生也。

七正散

車前子　赤茯苓　山梔仁　生甘草稍

木通　萹蓄　龍膽草

小便秘澁者，此方主之。○治疸而必欲利小便者，水循其道而後地平天成，故也。是方也，車前能消癈赤苓能滲熱，木通能通竅，萹蓄能利水，膽草能利熱，山梔能瀉火，草稍能通滯。七物者，導其熱邪，正其中氣，故曰七正。

四順清凉飲

大黄　當歸　芍藥　甘草

實熱内壅腹脹秘結瘡不能出者此方主之○瘡以熱而出固不能以無熱若實熱内壅腹脹便秘則三焦之氣不化而瘡不能以出矣故用大黄通其滯當歸活其血芍藥養其陰甘草調其胃通利之後表裏氣血皆承順矣故曰四順

蜜棗導法

形質虛弱而大便秘結不甚下者用蜜熬滴水成珠撚作棗子狀用雞翎爲心尖粘皂角末納入穀道中病人以手急抱即出之便隨通矣此以平氣

怯弱不堪攻下故爾。

痘證五六日間方藥考

活血散

木香二錢　當歸尾酒浸焙乾　赤芍藥酒浸炒

川芎　紫草　酒紅花各五錢

血竭一錢　每服三錢

痘中氣血凝滯者，此方主之。○氣貴利而不貴滯，血貴活而不貴凝。木香、川芎調其氣滯，芍藥、歸尾、紫草、紅花、血竭理其血凝。

退火回生散

滑石水飛　辰砂水飛各一錢　氷片三枚

每用冷水調服一錢

瘡證血熱枯澁者此方主之。○火炎則水乾是故枯澁用滑石辰砂導去其熱此竈底抽薪之意入水片者欲其速達而無壅滯也。

犀角地黃湯

犀角生者　牡丹皮　白芍藥　生地黃等分

諸見血失血血熱者此方主之○心主血生地黃所以涼心血肝納血白芍藥所以和肝血火能燄血牡丹皮所以去血中之火熱能行血生犀角所以解諸經之熱

白朮茯苓澤瀉湯

白朮　茯苓　澤瀉各一錢

痘而水泡者，此方主之。○中有實熱，膈有停水，濕熱外行，初則痘色晶亮，頃則痘皆水泡矣。此乃水不能潤下，竈底燃薪，釜中發泡之義。是方也，白朮甘而燥，能益土以防水；茯苓甘而淡，能益土以決防；澤瀉鹹而潤，能潤下而利水。水利濕消，泡自瘥矣。

補中益氣湯

人參　黃耆　白朮　當歸　柴胡　升麻
陳皮　甘草

中氣虛弱，痘不起脹者，此方主之。○難經曰：氣主

呴之故氣者噓長萬物者也。痘不起脹氣之弱也可知矣故用人參黃耆白术甘草以補氣用柴胡升麻以升陽有當歸可以活其榮陳皮可以利其氣

保元湯

人參錢二　黃耆錢三　甘草一錢炙　肉桂每用五分至七分

氣虛陷頂者此方主之○氣者長養萬物者也。氣盛即物壯氣弱即物衰。故痘瘡陷頂者責之氣虛也魏桂岩自論云人參益內甘草和中實表。宜用黃耆助陽須憑官桂前三味得三才之道體後一味扶一命之顛危。

四物湯

當歸　川芎　白芍藥　熟地黄

痘根淡。血弱者。此方主之。○痘至五六日。氣尊血附之時。痘根淡者。為血弱。故用當歸活血。川芎行血。熟地補血。芍藥斂血。

當歸活血湯

當歸　川芎　赤芍藥　紅花　紫草各一錢

生地黄一錢五分取汁更良

血熱壅滯者。用此方活血涼血。○色紫為血熱。色枯為血滯。熱者涼之。枯者澤之。調血之道也。是方也。生地黄。涼血之品也。當歸川芎赤芍藥紅花紫草滑血之品也。凉者性寒滑者質潤氣利而已。

内托散

人參　黄耆　甘草　當歸　川芎　白芍藥

厚朴　防風　白芷　肉桂　木香　桔梗

表虚裏實氣血皆弱者。此方主之○在表者瘡頂

灰陷爲氣虚瘡根色淡爲血虚若息重氣粗則爲

裏實氣虚故用人參黄耆甘草血虚故用當歸芍

藥川芎然防風白芷肉桂能引諸藥自内而托之

於外。木香桔梗厚朴能調壅實以歸于和○加減

法。紅紫黑陷屬熱毒者。去桂加紫草紅花黄芩淡

白灰陷屬虚寒者。加丁香温裏肉桂温表。當貫膿

而不貫膿者，倍參、耆、當歸，糯米煎熟，入人乳、好酒。

八珍湯

人參　白朮　茯苓　甘草
當歸　川芎　芍藥　地黄

氣體虛弱，痘證雖順，此方主之。○醫貴未然之防，痘證雖順，若氣體虛弱，不補恐有後失，故用人參、白朮、茯苓、甘草以補氣，當歸、川芎、芍藥、地黄以養血。

獨聖散

川山甲炒一兩　麝香一錢　紫草湯調下一錢

五六日間黑陷者，此方主之。○黑陷，危證也。黑者，穢惡觸之而變其色也。陷者。正氣下陷不能起脹也。川山甲麝香膻腥穢惡之屬也。何以用之。蓋痘之爲物。外觸穢惡則向裏而陷。內觸穢惡則向外而凸。原其血氣虛怯。故令如此。人牙散亦是此意

挑疔散

紫草　雄黃　巴豆各等分

共爲細末。油臙脂調用。

有痘疔痘母者。用針挑破。以此藥少許著之。○痘疔之色有二。紫疔白疔也。痘疔之見有三。先疔見在面。次疔見在腹。後疔見在足也。是方也。紫草解毒利竅。雄黃解毒利氣。巴豆化毒拔疔。乃挑疔之

捷劑也。所謂痘母者。初出之時。遍身光潤。稀少綻凸。其間有一二顆起發脹大。如八九日痘者。名曰痘母。急以此藥挑破着之。否則諸痘日漸隱沒。以至於無。皮膚之外僅存渣滓。身冷自汗吐瀉煩燥而死矣。

痘證七日八日九日間所用方藥考

內解散

人參　黃耆　甘草　白芍藥　川山甲

當歸　川芎　木香　金銀花　皂角刺

山查　乾薑

七八日間。痘色枯淡不起無發者。此方主之。○痘至七八日灌膿起脹之時也。若根窩色淡者責其血弱不起無發者。責其氣虛故用人參黄耆甘草大補其氣又用當歸川芎白芍大補其血川山甲皂角刺金銀花長於化毒乾薑木香山查長於化滯

托裏散

人參　黄耆　甘草　肉桂　白芍藥

當歸　川芎　連翹　貝母　山查

陳皮　桔梗　木香

補虛托裏此方通用。○人參黄耆甘草。補氣藥也。佐之以山查木香則氣不滯。當歸川芎芍藥補血

藥也。佐之以肉桂則血不滯。桔梗連翹流氣消熱

陳皮貝母利氣開鬱

肉豆蔻丸

肉豆蔻　赤石脂各三錢　木香　枯礬各一錢

訶子　砂仁　龍骨各二錢

七八日間大瀉者此方主之。○痘至七八日灌膿起脹之時也。若大瀉而虛其中。則痘必陷下而不可為矣。然有濕而瀉者有滑而瀉有積而瀉濕而瀉者宜燥之枯礬石脂是也。滑而瀉者宜澀之龍骨訶子是也。積而瀉者宜消之豆蔻砂仁是也乃木香者調其滯氣和其腹中而已

黄芩芍藥湯

條芩　芍藥　升麻等分　甘草减半

腸胃熱瀉者此方主之○糞色黄褐爲熱瀉條芩可以清之芍藥可以寒之升麻可以舉之甘草可以調之

附子理中湯

附子　人參　甘草　白术　乾薑

胃中虚寒或又誤服涼藥瀉而手足厥冷者此方主之○人參甘草白术之甘温所以補虚乾薑附子之辛熱所以回陽

砂仁益黄散

陳皮　青皮各二錢　訶子一錢

丁香　木香　砂仁各五分

食傷胃寒嘔吐而瀉者此方主之。仲景云邪在中焦則既吐且瀉故用陳皮青皮理其脾丁香木香溫其胃訶子所以止瀉砂仁所以消食

十二味異功散

人參　豆蔻白　白朮　當歸　丁香　肉桂

厚朴　陳皮　半夏　茯苓　附子　木香

痘出不光澤不起脹根窠不紅表虛痒塌者此方主之。中氣有餘氣血充滿則痘光澤起發根窠紅活表無痒塌之患中氣不足則表亦虛而諸證

作矣。是方也，人參白术茯苓當歸所以補胃，附子肉桂丁香草蔻所以溫胃，半夏木香陳皮厚朴所以調胃。胃，陽明也，陳氏云：陽明主肌肉，胃氣充足則肌肉溫煖，自然光澤，起脹而無痒塌之患，亦是道之論也。

十一味木香散

木香　丁香　肉桂　人參　青皮　大腹皮

半夏　甘草　前胡　訶子　赤茯苓

裏虛泄瀉而渴者，此方主之。胃虛而寒則生泄瀉，瀉失津液則令人渴，是方也，人參甘草所以補胃，木香丁香肉桂所以溫胃，腹皮青皮半夏前胡赤苓所以調胃，乃訶子者所以止瀉而生津也。此亦以胃氣爲主，蓋胃不虛寒則瀉自止，津液自生而渴自除矣。○陳文仲云：腹脹渴者，瀉渴者，足指冷渴者，驚悸渴者，身溫渴者，身熱面光白色渴者，寒戰渴不止者，氣急咬牙渴者，飲水轉水瀉不已者，已上九證，即非熱也，乃津液少，脾胃肌肉虛故耳。宜木香散治之。如不愈，更加丁香、肉桂。謂痘色㿠白，手足寒，大便溏，小便利，如是渴者，虛也，本方主之。若痘色紅赤，大便秘，小便赤，如是渴者，熱也，非此方所宜，慎勿與之。

二神散

丁香九粒　乾薑一錢

痘色灰白不起者。此方主之。○氣血原實，或以飲食凉劑寒其中氣，致痘不起，故只用丁香乾薑以溫中而不必參耆等也。

救生散即無比散

豶猪尾血臘月取以新尾擠盛掛于當風處乾為末

牛黃　冰片　麝香　膩粉各一分

硃砂研　馬牙硝各一錢

右為細末。一歲者服一字，大者五分，溫水和乳少許調服。

痘陷色黑，危困惡候。此方主之。○痘之為物，外感穢氣則陷而入。內食穢物則凸而出。故猪血牛黃麝香。原皆穢物。可以起瘡。乃馬牙硝者所以攻結毒。硃砂膩粉者所以攻結熱。冰片則神於行滯。而已。是方也。為熱毒倒入藏府。不得已而用之。以少卧時許。取下惡物。如魚腦。為害然非平劑也。

兩金散

紫背荷葉取霜後搭水者　白殭蠶取直者炒去絲等分

共為末。每服五分。胡荽汁和酒調下。

痘已出而復隱。其勢甚危者。此方主之。○小兒氣體怯弱。外感不正之氣。則痘已出而復隱。荷葉芬香。可以卻穢。得震卦仰盂之象。可以升其生生之

氣而長養瘡痍佐以白殭蠶一以取其乾毒化毒一以取其疏利風痰爾

水楊柳洗法 春夏用葉 秋冬用枝

痘出陷頂漿滯不行或為風寒久尅者用水楊柳枝葉五升水一大釜煎湯先將三分之一置于盆內以手試之勿使甚熱亦勿使过冷先服宜用湯藥然後入湯浴洗漸漸添易不可太冷浴洗久許乃以油紙捻燃燈照之累累然有起勢陷處暈暈有絲此漿影也漿必滿足如不滿又浴加前若體弱者只浴洗頭面手足可也桂岩云此猶黃鍾一動而凍蟄啓户東風一吹而堅冰解腹始雖一物

竟則同一春也。

痘證十日以後宜用諸方考

十全大補湯

人參　黃耆　白术　茯苓　白芍藥

當歸　川芎　肉桂　甘草　熟地黃

痘證十日以上血氣虛弱者此方主之○參耆苓术甘草大補氣也芎歸芍地肉桂大補血也氣血平補故曰十全

止痛活血散

白芍藥酒炒一錢　為細末酒調下

痘漿已滿血滯疼痛不可忍者此方主之○諸病

痒者爲虛痛者爲實痒者宜補痛者宜瀉此痛爲血實而滯故用芳藥以平血酒調以行滯

如神散

當歸　官桂　玄胡索等分　爲末酒調下一錢

血滯腰痛者此方主之○當歸活血官桂散血玄胡理血血行而利腰痛自除

四聖挑疔散

珍珠　豌豆灰　血餘灰各五分　冰片三釐

油臙脂調用

瘡中有疔者此方主之○凡瘡中有獨黑獨白獨陷下獨疼痛者名曰瘡疔雖以針挑破令人吸遊

惡血。以此藥付之，失治則餘痘皆陷矣。珍珠能出毒止痛，二灰能爛毒化血。臙脂能利血拔毒，氷片能利竅行滯。

人牙散

人牙一枚，燒存性 麝香少許

共為末，酒調下。

痘證黑陷者，此方主之。○痘之為物，外感穢氣則陷入，內食穢物則凸出。牙灰、麝香亦穢物耳，故用之以起陷中之痘。錢氏云：變黑歸腎，而用骨餘以治之，非通論也。

蟬退散

蟬退 地骨皮 白芷等分

每服三五分。酒調下

表有風熱而痘色滯者。此方主之。○蟬退白芷消風熱于表。地骨皮退風熱于裏。

大連翹飲

連翹　白芍藥炒　當歸酒洗各一錢　防風

滑石　柴胡　黃芩　木通各八分

荊芥　車前子　梔子炒黑　牛蒡子炒各五分

蟬退　甘草各三分

痘後蘊熱者。此方主之。○痘瘡之後。蘊熱不去則生痘毒。是方也。防風柴胡蟬退解熱于表。表有熱者。自皮毛汗孔而泄。荊芥牛蒡。解熱于上。頭目咽喉有熱者。從口鼻而泄。滑石木通梔子車前。解熱于裏。裏有熱者導之。從小便而泄。連翹去諸經之客熱。黃芩去諸經之遊火。乃甘草者。所以解熱于氣。而芍藥當歸。所以調熱于血也。

十三味敗毒散

當歸　陳皮　白芷　赤芍藥　川山甲

乳香　没藥　貝母　金銀花　皂角刺

防風　甘草　天花粉

痘後腫毒。此方主之。○實證補之。則生癰毒。是方也。防風白芷。解表而泄其熱。乳香没藥。散血而消其毒。川山甲皂角刺。能引諸藥至有毒之處。金銀

花赤芍藥能解熱毒于瘀壅之中瘀中諸熱貝母天花粉可除氣血不調甘草陳皮當歸可療

瀉肝散

當歸　川芎　防風　荊芥　白芍藥

甘草　黃連　木賊　蔓荊子　白蒺藜

甘菊花

痘後肝經蘊熱目痛者此方主之○目者肝之竅肝木藏也喜散而惡鬱故散之則條達鬱之則熱痛此方用防風蒺藜荊芥木賊蔓荊菊花雖所以清肝經之風熱而實所以散之使其條達也和肝部之血有當歸芍藥和肝部之氣有甘草川芎從

有黃連瀉心火也。實則瀉其子。以故用之。

復明散

當歸　川芎　白芍藥　防風　生地黃

荊芥　柴胡　蔓荊子　白芷

瘡後目痛，紅絲翳膜者，此方主之。○日月中天，光明者也，一爲雲物蔽之，明者晦矣。風行天上，則蔽障去而日月復明。此方用防風、荊芥、柴胡、白芷、蔓荊子諸風藥以治目翳，亦是道也。復用當歸、川芎、芍藥、地黃養血之品者，經曰：目得血而能視。是故用之。

清胃湯

升麻二錢　當歸一錢二分　黃連

牡丹皮　生地黃各一錢

牙痒腫痛者。此方主之。○牙痒責胃熱。腫責血熱。痛責心熱。升麻能清胃。黃連能瀉心。丹皮生地能涼血。乃當歸者。所以益陰。使陽不得獨亢爾。

犀角黃連湯

生犀角水磨臨飲加入一錢　烏梅一枚　木香二分

黃連一錢

痘後牙痒。此方互用。○諸痛瘍瘡痒。皆屬心火。故用黃連瀉心。生犀涼心。乃烏梅者。取其味酸。可以收斂虛邪。而木香者。取其辛香。可以輯和榮氣。

走馬牙疳付藥方

黄連一兩　雄黄一錢　膽礬三分　水片五釐

患牙疳𧏾蝕，此方爲末摻之。○黄連之苦，能堅厚肌肉；雄礬之悍，能殺𧏾蟲；水片之辛，能利肌膚。

治痘瘡濕爛方

或以敗草灰付之，或以蠶繭灰入枯礬少許付之，或以牆上白螺螄螺燒灰付之，或以蛤粉付之。四法者，皆是濕者燥之之意。

妊娠患痘宜用方考

罩胎散

當歸　川芎　人參　白术　茯苓　甘草

黄芩　砂仁　柴胡　乾葛　桔梗　紫草
阿膠　防風　荆芥　白芷　白芍藥

孕婦出痘此方主之○以孕婦而痘則血氣大虚矣故用當歸川芎芍藥阿膠以養血又用人參白术茯苓甘草以補氣乃黄芩砂仁紫草桔梗所以安胎解毒柴胡乾葛防風荆芥白芷所以利表疏邪養血補氣則安其内解毒疏邪則利其外安内利外治道畢矣

安胎獨聖散

用砂仁炒爲末酒調下五分

妊娠出痘胎痛者此方主之○胎痛者熱而氣滯

之故也。縮砂辛溫利而不滯，故可以利氣，可以安胎。

安胎飲

人參　白术炒　茯苓　甘草　芍藥酒炒

當歸　川芎　砂仁　紫蘇　黄芩酒炒

陳皮　香附醋炒　大腹皮淨洗

孕娠岀痘，此方互用。○氣血虚則胎不安，氣血熱則胎不安，氣血滯則胎不安。是方也，人參、白术、茯苓、甘草，所以補氣；當歸、川芎、芍藥，所以養血；黄芩所以清熱；砂仁、香附、紫蘇、陳皮、大腹皮，所以行滯。

婦人門第七十

敘曰。婦人雜病與男子等。惟月事胎產異焉。今所考者亦考其月事胎產之方爾。他證則向全方求其證治。

四物湯

當歸酒洗　川芎　白芍藥酒炒　熟地黃

婦人月事不調。以此方為主而變通之。○無極之真。二五之精。妙合而凝。乾道成男。坤道成女。女以坤道用事。故治婦人者以陰為主。方其二七而天癸至。月事以時下者。女子得坤之陰。陰中必有陽。故以七為紀。一七而齒更。二七而天癸至也。人受

天地之氣以生故能克肖天地月天之陰也以月
而盈以月而虧故女子之血亦以三十日而一下
也血之下也同於月故名之曰月事經曰月事以
時下故能有子是以月事不調者宜以此方爲主
隨其寒熱虛實而斟酌加減之使月事調勻則陰
陽和而萬物生有子之道也是方也當歸芍藥地
黃皆味厚之品也味厚爲陰中之陰故能益血析
而論之當歸辛溫能活血芍藥酸寒能斂血熟地
甘濡能補血又曰當歸入心脾芍藥入肝熟地入
腎乃川芎者徹上徹下而行血中之氣者也此四
物湯所以爲婦人之要藥而調月者必以之爲主

也○脉數血色紫黑為內熱本方加黄芩黄連脉遲血凝結者為寒本方加官桂附子人肥有痰加半夏陳皮南星人瘦有火加山梔黄柏知母有抑鬱者加香附蒼术砂仁神麯有留滯者加桃仁紅花玄胡索肉桂先期者為熱後期者為寒為鬱為氣為痰氣虛者加參耆氣實者加枳朴或問四物亦有不宜者乎余曰有之氣息幾微者不宜川芎恐其辛香益散真氣也大便溏泄不宜當歸恐其濡滑益增下注也脉遲腹痛不宜芍藥恐其酸寒益增中冷也胃膈痞塞不宜地黄恐其粘膩益增泥滯也明者解之昧者誤矣

八珍湯

人參　白术炒　茯苓　甘草炙

當歸　川芎　熟地黄　白芍藥炒酒

月來血少者，此方主之。○血盛則月來而多，血衰則月來而少。故用當歸、川芎、芍藥、熟地四物以養血，而又用人參、白术、茯苓、甘草以養氣也。所以必兼養氣者，太極之妙，陰生於陽故也。

固經丸

酒黄芩　龜板　白芍藥各一兩　黄栢三錢炒褐色

樗根白皮七錢半　香附童便浸一宿焙乾三錢

月來過多不止者，此方主之。○月來過多不止，是陰血不足以鎮守胞絡之火。故血走失而越常度也。是方也黄芩黄栢芍藥龜板皆滋陰制火之品。所謂壯水之主以鎮陽光也。樗皮之澁所以固脫香附之辛所以開其鬱熱爾。

白芷黄荊實禿龍子。治白帶考

白帶者。胃中濕熱下注而成。猶之溺注于器而生澱底。逆取前古名醫有單用焦白芷而主者有單用焦荊實而主者有單用禿龍粉而主者。蓋以白芷之性香而升。舉荊實之性辛而利氣禿龍之性燥而勝濕。炒而焦之則火可以生土。土可以防水煉而粉之則燥可以勝濕。勝濕則無以下注而白帶止矣此用三物之意也。

白葵花紅葵花治赤白帶下考

凡人腰臍之間有帶脉奇經八脉之一也廻身一周如束帶焉下焦虚損督任有虧則中焦氣血乘虚而襲之陥于帶脉之下氣病爲白血病爲赤名曰赤白帶下也。東垣曰白葵花治白帶紅葵花治赤帶赤治血燥白治氣燥此何言哉。崑謂葵花者則易之二氣也稟草木之陰涵天地之陽故能潤燥而升陽使榮衛上行不復陥于帶脉之下而爲帶下也或問帶下一疾耳此言氣血陥于帶脉之下爲帶下前言胃中濕熱下注爲帶下何相悖也余曰婦人無病容單下白者責之濕熱下注婦人久病赤白竝下責之氣血下陷多成瘵也又曰有言白者屬寒赤者屬熱其說何如余曰嘗見寒者固有赤帶熱者益多白帶此白寒赤熱之言不足徵矣必若所言則赤白竝下者是寒熱竝耶見道之言不如此

千金白馬毛散

白馬毛二兩微和伏火一宿 白馬毛治白帶赤馬毛治赤帶

龜甲四兩醋炙 鼈甲十八銖醋炙 牡蠣一兩十八銖火炙

共爲末每服酒下方寸匕日三

治赤白帶下此方良〇氣陷于下焦則白帶血陷

于下焦則赤帶以濇藥止之則未盡之帶留而不出以利藥下之則既損其中又傷其下皆非治也白馬得乾之剛毛得血之餘血餘可以固血乾剛可以利氣固血則赤止利氣則白愈此用馬毛之意也龜鼈牡蠣外剛而內柔離之象也去其柔而用其剛故可以化癥可以固氣化癥則赤白之成帶者無復中留固氣則榮衛之行不復陷下榮不陷則無赤衛不陷則無白矣

半夏茯苓湯

半夏　生薑各三十銖　乾地黃　茯苓各十八銖

旋覆花　白芍藥　人參　芎藭

細辛　橘皮　甘草　桔梗各十二銖

孕娠惡阻者，此方主之。○惡阻者，惡心而防阻飲食也。此是下部氣血不足，復益脾胃之氣，以固養胎元，故令脾胃自弱。不勝穀氣，一聞穀氣，便惡心而防阻也。是方也。半夏、生薑能開胃而醒脾，地黃、芍藥、芎藭能養陰而益血，人參、茯苓、甘草能和中而益氣，乃橘皮、桔梗、旋覆、細辛，皆辛甘調氣之品。可以平惡逆之氣而進飲食者也。或問半夏爲妊娠所忌，奈何用之。余曰。昔人恐久用而燥陰液，故云忌爾。若有惡阻之證，則在所必用也。故孫真人方之聖者也。其養胎之劑，用半夏者蓋五方焉。

橘皮湯

橘皮　竹茹　人參　白术各十八銖

生薑一兩　厚朴十二銖

妊娠嘔吐不下食者。此方主之○惡阻以聞食而惡責之脾虛嘔吐以食入復吐責之有火。所謂諸逆衝上皆屬于火也。此是厥陰之血既養其胎少陽之火虛而上逆竹茹能平少火厚朴能下逆氣橘皮生薑所以開胃。人參白术。所以益脾開胃益脾欲其安穀云爾

白术條芩考

先醫云。白术條芩。安胎之聖藥。此何云也。蓋以白

术益脾能培萬物之母條芩瀉火能滋子户之陰與其利而去其害故曰安胎聖藥

膠艾湯

熟地黃　艾葉　當歸　川芎　炙甘草

真阿膠炒成珠各半錢　黃耆二分半

孕婦漏胎不安者此方主之○漏胎者懷胎而點滴下血也此是陰虚不足以濟火氣虚不足以固血故有此證是方也阿膠熟地當歸川芎益血藥也黃耆甘草艾葉固氣藥也血以養之氣以固之止漏安胎之道畢矣

砂仁葱白湯

砂仁一錢槌碎　葱白十枚煎湯呑下

妊娠腹痛者，此方主之。○痛者，氣血滯澁不通使然。故用砂仁順氣于下，葱白順氣于中。氣行血利，而痛自止。有故而痛者，各隨證以治之。

犀角散

生犀角　地骨皮　麥門冬　赤茯苓

條芩　生甘草

子煩者，此方主之。○子煩者，懷子而煩悶也。煩悶責心肺有熱，故用犀角涼心，骨皮退熱，條芩瀉火，麥冬清金，赤苓導赤，甘草和中。

四物湯加芩連薑葛方

當歸　川芎　芍藥　熟地黃

黃芩　黃連　半夏　生薑

癎者此方主之。○子癎者懷子而癎作也。此由血養其胎陰虛火亢痰氣厥逆故令癎作是方也四物可以養血芩連可以降火薑夏可以破逆

紫蘇飲

紫蘇葉　人參　陳皮去白　大腹皮黑豆汁洗过

當歸尾　川芎　粉草　白芍藥酒炒

子懸者此方主之。○胎氣不和湊上心腹腹滿悶悶謂之子懸乃下焦氣實大氣擧胎而上也。故用紫蘇腹皮陳皮川芎流其氣當歸芍藥利其血氣

流血利而胎自下矣。然必用夫人參甘草者，邪之所湊，其氣必虛也。流氣之藥推其陳，補氣之藥致其新爾。

地膚草湯

地膚草四兩。水四升。煎取二升，分三服。取自然汁服亦可。

子淋者，此方主之。○懷子而小便淋澁，謂之子淋。子淋之原本於濕熱，地膚草能利膀胱，能疏風熱，以之而治子淋，亦單劑之良也。

冬葵子湯

冬葵子炒　柴胡　桑白皮　赤茯苓

赤芍藥　當歸各等分

此亦子淋之方也。〇滑可以去着。故用冬葵子。清升則濁自降。故用柴胡。氣化則能出。故用桑皮。辛利則能潤穀。故用當歸。而赤苓赤芍者。取其入血而利丙丁也。

木通散

木通　紫蘇葉　香薷　桑白皮各一錢

枳殼　檳榔　條芩各五分　訶子皮

木香各三分

妊娠身體浮腫。四肢脹急。小便不利者。此方主之。

〇妊娠氣血朝胎。榮衛之行澁。故令身體浮腫。四

肢脹急而小便不利也。是方也。紫蘇流氣于表
皮枳殼木通木香檳榔流氣于裏香薷流氣中之
濕猪苓流氣中之熱訶子流氣中之液服藥之後
榮衛流行。氣血健運則浮腫諸疾可得而皆愈矣。
或問何以不利小便余曰。內經有言氣化則能出
矣故知本之醫只調其氣無用淡滲爲也。

三合湯探吐法

人參　白朮　茯苓　甘草　當歸　川芎
芍藥　地黃　半夏　陳皮

妊娠轉胞。不得小便者。此湯服之探吐數日愈。○
胞非轉也。由孕婦中氣怯弱不能舉胎胎壓其胞

胞繫了戾而小便不通耳。故用二陳四物四君子三合煎湯而探吐之，所以升提其氣，上竅通而下竅自利也。

束胎丸

白朮二兩　茯苓七錢半　陳皮三兩不見火

黃芩夏一兩春秋七錢冬五錢

妊娠七八月間服此，胎氣斂束，令人易產。○凡虛產難者，多由內熱灼其胞液，以致臨產之際，乾澁而難；或脾氣怯弱，不能運化精微，而令胞液不足，亦產難之道也。故用白朮茯苓益其脾土，而培萬物之母；用黃芩清其胎熱，瀉火而存胞液；乃陳皮者，取其辛利，能流動中氣，化其肥甘，使胎氣不滯，兒身勿肥耳。此束胎之義也。

達生散

大腹皮三錢，黑豆汁洗，晒乾入劑　人參　陳皮　紫蘇　當歸　白芍藥　白术各一錢　炙甘草二錢

妊娠臨月，此方服之，令人易產。○詩云：誕彌厥月，先生如達。朱子曰：先生，首生也。達，小羊也。羊子易生而無留難，故昔醫以此方名之，然產難之故，多是氣血虛弱，榮衛澁滯使然。是方也，人參、白术、甘草益其氣，當歸、芍藥益其血，紫蘇、腹皮、陳皮流其滯氣。血不虛不滯，則其產也，猶之達矣。

車前子

詩曰采采芣苢薄言采之。芣苢車前也。朱子曰采之未詳何用其子治産難。邕得其説。凡遇妊娠臨月於宜用湯液内加之毎良。

催生諸藥考

生不必催也。催之則宋人之揠苗耳非惟無益而又害之矣。古方有用兎腦者有用猪脂者。有用油蜜葱白者有用葵子者。有用牛乳楡皮滑石者有用金鳳子者。有用秫枝者。取其滑澤之義耳猶近理也。又有用弩牙灰者有用蛇退灰者有用筆頭灰者。有用百草霜者。有用伏龍肝者。有用鼈頭灰者，有用蓖麻子貼手足心者，有握石燕者。雖曰各有深意，但燒灰而服者，徒劫爍其津液；手握足貼者，用之弗驗耳。噫！平時失於將理，至於臨產艱難，頓以雜藥催之，皆背戾也。

十全大補湯

人參　黃耆　白术　白芍藥　茯苓

當歸　川芎　甘草　熟地黃等分　肉桂少許

正產之後，氣血虛耗者，此方主之；小產者，亦此方主之。○氣虛宜補氣，故用人參、黃耆、白术、茯苓、甘草；血虛宜補血，故用當歸、川芎、芍藥、地黃、肉桂。丹溪曰：產後宜大補氣血，此之謂也。

桃仁　紅花　蘇木　玄胡索　肉桂　山查　蒲黃　考

產後有瘀血留于子戶作痛者，宜四物湯加主件。

黑神散

熟地黄　炒蒲黄　炒黑乾薑

當歸　白芍藥　桂心各二兩

炙甘草三錢　黑豆二合半，炒去皮

上件共爲末。每服二錢。童便和酒調下。

胎死腹中，此方主之。○胎死者，產難經日，而胎死也。法以姙娠舌頭青黑爲驗，是方也，蒲黃能逐敗血，熟地芍藥當歸能養新血，乾薑肉桂能引新血而逐敗血，甘草黑豆能調正氣而逐敗氣，師云。此方更治胞衣不下。產難血暈餘血奔心，見桃疼痛，乍見鬼神等證，蓋諸證皆是瘀血爲患，故並治之。

千金神造湯

蟹爪一升　阿膠三兩　甘草二兩

婦人脉陰陽俱盛，名曰雙軀。若少陰微緊者，血即凝濁，經養不周，胎即偏夭，其一獨死，其一獨生，不去其死，害母失胎。宜此方主之。○蟹爪能破胞而墮胎，以其禀鋒利之質故耳，非妊娠所宜也，是方也，蓋用蟹爪攻其死，阿膠安其生，甘草平其毒也。或問蟹爪之毒，寧保其不傷彼生者乎。余曰：無死者則傷生，有死者則毒，以類從，惟攻其死，不犯其生。此亦易方。以類聚物。以群分。水流濕。火就燥之義也。

獨參湯

人參兩二　水一升煎半升溫服

產後血暈。不省人事者。此方主之○血暈者下血過多而眩暈也。不省人事者。氣血大脫而神不用也。故用人參甘溫益元之品以主之。此藥可以固氣可以生血。可以益元。身熱氣急者。加童便一爵身寒氣弱者。加附子三錢。

醋炭薰鼻法

凡血暈不省人事者。急治炭火。以釅醋沃之。使醋氣薰蒸入鼻。則能收斂神氣。自然精爽。

紅花酒

紅花一兩炒　清酒五爵。沃之溫服。

胞衣不下。此方主之。○胞衣不下者。氣弱而瘀血盈於胞也。故用清酒壯其氣。紅花敗其瘀。

猪腎湯

猪腎一具　白糯米三合　淡豉五合　葱白一升

人參　當歸各二兩

產後蓐勞者。此方主之。○蓐。產中之名也。產中虛羸。喘乏。乍寒乍熱。病如瘧狀。名曰蓐勞。此是虛乏。氣血不相順接。虛故乍寒。壅故乍熱。寒熱無時休息證狀似虛實非虛也。治宜大補氣血。使其氣血順接。則病愈矣。故用人參補氣。當歸補血。糯米益胃。葱豉醒脾。而猪腎者取其以類相從能補系胞之區也。

升陽舉經湯

羌活　藁本去土　防風各二錢　肉桂去皮夏勿用秋冬用

白朮　當歸　黄耆　柴胡各三錢

人參　熟地黄　川芎各一錢　細辛六分

獨活　炙甘草　附子炮去皮臍各一錢五分

桃仁十枚去皮尖　白芍藥　紅花各五分

婦人經血崩下者。此方主之。○血氣人身之陰陽也。陽主升陰主降。陽根乎陰。陰根乎陽。一動一靜互爲其根則一升一降。循經而行。無崩陷也。若陽有餘則升者勝。血從上竅而出。陽不足則降者勝。血從下竅而出。是方也。附子肉桂人參黃耆白朮甘草壯陽益氣之品也。羌活獨活柴胡藁本防風細辛川芎。升陽舉經之品也。芍藥地黃紅花當歸桃仁。滋陰入血之品也。壯陽則氣不虛。舉經則血不陷。滋陰則血不燥。誠如是則血爲氣之守。氣爲血之衛。血營于中。氣衛于外。升降上下。一循其經矣。胡然而崩也。

獨活湯

獨活　生薑各一兩　防風

秦艽　桂心　白术

甘草　當歸　附子各二兩

葛根三兩　防已一兩　時人分作十服

產後中風。口噤背反者。此方主之。○產後血氣俱虛。易受風寒。風傷乎筋則痙。寒傷乎筋則疼。故令口噤背反。是方也。獨活防風秦艽葛根防已踈風藥也。桂心附子。驅寒藥也。風去則筋不痙。寒去則筋不疼。乃當歸者所以養血于驅風之後。生薑白术甘草者所以調氣于散寒之餘。必欲養血調氣者。產後不忘其虛也。

莨菪酒硝石飲

史記菑川王美人懷子而不乳召淳于意往視與莨菪藥一撮以酒飲之旋乳意復胗其脉而脉躁躁者有餘病即飲以硝石一劑出血血如豆比五六枚○乳產也懷子而不乳者氣血凝澁宜產而不產也莨菪能行痺氣酒性能行滯血故主之而旋乳復胗其脉躁躁爲有力故爲有餘有餘之疾宜攻矣故用硝石以下其積血

當歸補血湯加葱白方

當歸二錢　黄耆一兩　葱白十莖

產後無乳者宜此方主之○乳者氣血之所成也

故氣血充盛之婦。未嘗無乳。凡見無乳者。皆氣體怯弱之婦也。是方也。用當歸黃耆太補其氣血。此養乳汁之源也。葱白辛温。直走陽明。陽明達於乳房。故用之爲使。此通乳汁之渠也。如依古方用猪蹄漏蘆輩亦可。

免懷湯

當歸尾　赤芍藥　酒紅花　酒牛膝　各五錢

欲摘乳者。此方主之○婦人之血。下則爲月。上則爲乳。欲摘乳者。通其月事。則乳汁下行。免乳脹之苦矣。是方也。歸尾赤芍紅花牛膝。皆下行導血之品也。以故用之。名曰免懷者。子生三年。然後免於

父母之懷故也

廣嗣門第七十一

敘曰：嗣以行宗繼，嗣匪孝也。君子恒重之，故郊禖之祀，尼丘之禱，古人胥急焉。然有祈之藥之，終身不一丁嗣者，此何以故哉？嗟夫！天地有不毛之處，故亦有無子之人，《靈樞》所以泄其微也。茲考方藥五條，道其能嗣者爾。

長春廣嗣丹

人參去蘆　天門冬去心　當歸酒洗

澤瀉去毛　山茱萸去核　石菖蒲炒

赤石脂　五味子去梗　覆盆子去蒂

白茯苓　車前子　廣木香

栢子仁各一兩　山藥姜汁炒　川巴戟去心

川椒去目並梗及閉口者炒出汗　川牛膝去蘆酒洗

生地黃　熟地黃　地骨皮去木與土

杜仲各二兩　遠志去蘆甘草湯泡去心

肉蓯蓉酒洗去心膜晒乾　枸杞子各三兩

兎絲子酒洗去土仍用酒蒸搗餅晒乾四兩

上藥廿五味，煉蜜作丸，梧子大，每服三十丸，日三。

男婦艱嗣者此方主之○二五之精妙合而凝然後成形孕育故求嗣者宜實其精世人益精專於補腎此求其末也經曰腎者主水受五藏六府之精而藏之故五藏盛乃能寫如斯言之則腎主藏精耳而生精之原固本于五藏六府也是方也人參天門冬五味子用之補肺石菖蒲栢子仁當歸遠志用之養心白茯苓懷山藥用之養脾山茱萸熟地黄覆盆杜仲牛膝巴戟蓯蓉枸杞兎絲用之補肝腎所以然者肝腎同一治也乃車前澤瀉利其灼陰之邪生地骨皮平其五藏之火石脂之澁所以固精木香之竄所以利六府用椒之辛所以

散瀉禪也此則兼五藏六府而調之五藏之精實六府之氣和夫然後可以嫌精而宜子矣非得内經之旨者不能識此

延齡育子方

天門冬去心　麥門冬去心　川巴戟去心
人參　白朮　白茯苓
川牛膝　生地黄　熟地黄
肉蓯蓉去心　枸杞子　兎絲子
蓮鬚　白茯神　山藥姜汁炒
山茱萸去核　沙苑蒺藜炒　栢子仁
鹿角膠　鹿角霜各五兩　酸棗仁

遠志　五味子　石斛各二兩

上藥共爲末，蜜丸梧子大，早晨鹽湯呑下百丸。此亦廣嗣之方也。○男女媾精，乃能有孕，然精者五藏之所生，而藏之腎者也，故欲藏精于腎者，必調五藏，五藏盛而精生矣。是方也，人參、五味、天麥門冬，補肺藥也；茯神、遠志、栢仁、棗仁、生地，補心藥也；白朮、茯苓、山藥、石斛，補脾胃也；熟地、枸杞、兎絲、巴戟、牛膝、茱萸、蓯蓉、沙苑蒺藜，補肝腎也；鹿角膠，血氣之屬，用之所以生精；角霜、蓮鬚，收澁之品，用之所以固脫。如是則五藏皆有養，而精日生，乃能交媾而宜子矣。

韮子、小茴香、蛇床子、川椒、天雄、附子總考

此六物者溫熱之品也取之者何凡人艱嗣者多有下虛而胃中之濕襲之內生胞痺腎痺白帶之疾故令精寒而不嗣也能於此數物酌而用之則痺去而宜子矣

黃芩黃連黃柏梔子考

世人謂精寒者不宜嗣率以溫煖之劑主之此不可執也蓋天地沖和而萬物發育朔方寒勝固令不毛南服蒸炎亦令焦土明於精寒不嗣昧於血燥不胎非良手也故述芩連梔柏以爲廣嗣者告能令氣血沖和則生生之道矣

人胞鹿茸麋茸鹿峻蛤蚧龜板猪脊髓總考

凡年高精弱難於生育草木無情不能補之故宜上件酌而入藥蓋取其爲血氣之屬補之易易爾

延年門第七十

敘曰服食引年術之末也能寡慾以至無慾斯長生矣故慾不減則苦亦不減苦不減則生滅雖令太乙製方神皇品藥軒轅切問廣成亭調亦夭殃道耳胡年之延哉茲考方藥七條述醫云爾他如金丹玉液之術則吾不敢爲斯世誑也

九蒸地黄

地黄味厚爲陰中之陰，故能滋養陰血。必欲九蒸者，欲其氣味純和云爾。

九蒸黄精

黄精氣味與地黄等，故可以生長陰精。真人云：久服能脫舊膚，美顔色，烏鬚黑髮，長生引年。

百鍊松脂 不見風日者良

松亘千年不謝，傲霜雪不凋，以其脂實也。服食家用之，亦欲其松其身而千其年尔。

雲母水方

上白雲母二十斤，薄擘，以露水八斗作湯，分半洮洗雲母二十次又取二斗作湯内芒硝十斤以雲母木器中漬二十日陰乾於木臼中揉挻極細得好粉五斗餘者棄之每好粉一斗用崖蜜二斤攪令如粥入生竹筩中削去竹青漆固其口埋入地中入土六尺覆之春夏四十日秋冬三十日出之當如澤為成若洞消不消者更埋三十日出之服時取水一合内藥一合攪和服之日三

孫真人云此藥服十日小便變黃是先療勞氣風疹也二十日腹中寒癖消三十日齲齒更新生四十日不畏風寒五十日諸病皆除顏色日少長生

延年

老人夜卧口乾亡液取自己津溺時進一杯能長生引年此以吾身之坎交吾身之離謂稱輪廻酒是也

自溺

玄黄丹

硫黄製一兩 青黛飛一錢六

用硫黄爲丸青黛爲衣

老人寒痰内盛者此方服之去痰延年○硫黄火之精也人非此火不能以有生故用之以益火必青黛爲衣者制其燥咽云尒○硫黄詳論在虚損

勞瘵門補水丸下

鹿峻鹿血　鹿角膠　鹿茸　麋茸　猪脊髓　總考

老弱之軀，木石不能榮養氣血，故用上件血氣之屬入藥，調和以配服食，取其以類相從，榮養易易耳。七十非肉不飽，亦是此意。

醫方考卷之六終

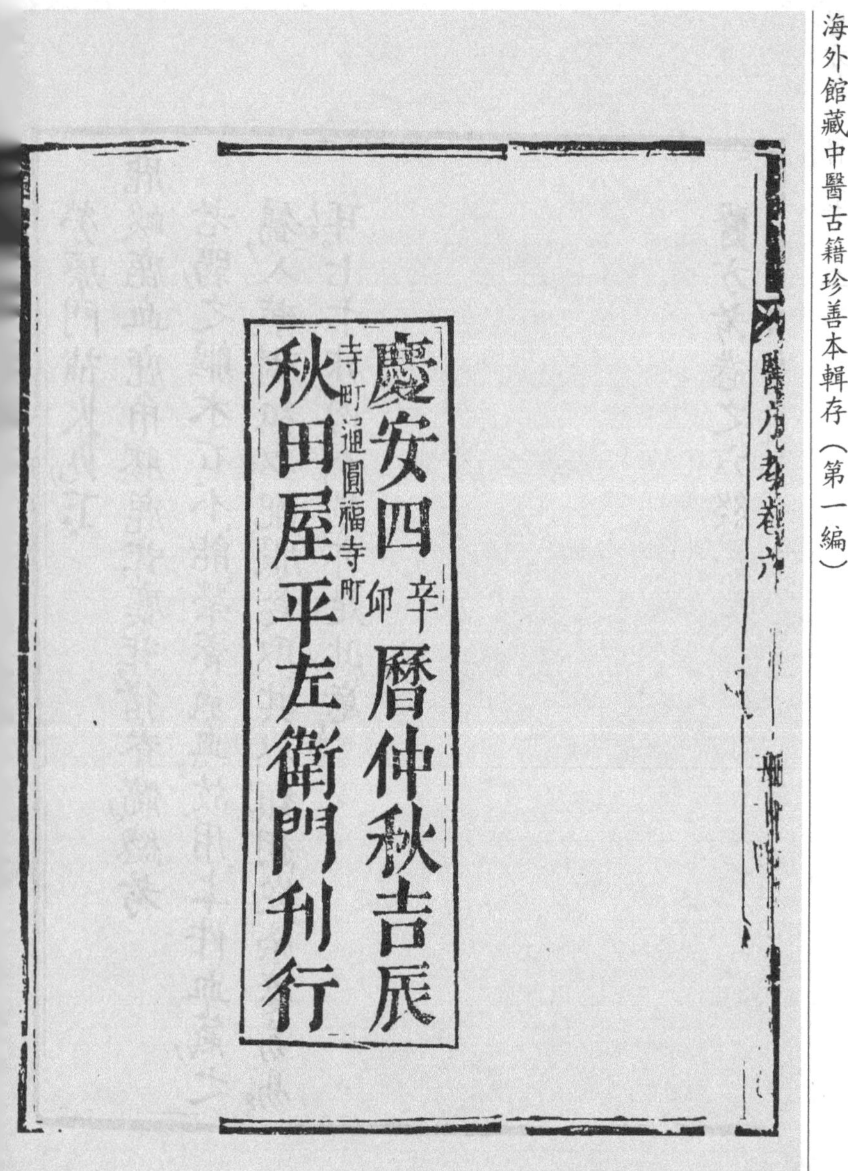

慶安四辛卯曆仲秋吉辰

寺町通圓福寺町

秋田屋平左衛門刊行

醫方類

古方藥品考（一）

卷一—二

〔日〕内藤尚贤　著

皇都文泉堂　天保十三年刻本

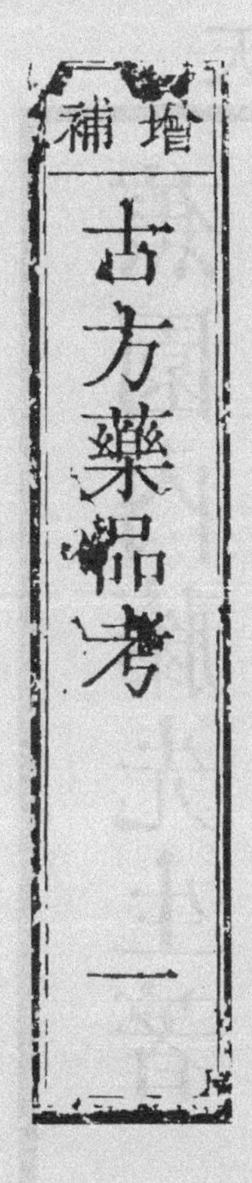

增補

古方藥品考

一

天保辛丑鐫行

蕉園內藤先生著

古方藥品考

皇都　文泉堂發行

自序

上古神聖嘗百草而有本草經黃帝論治術而有素靈經至漢仲景氏創合聖哲之力而著傷寒金匱立其神方撰其良藥之旨粲然而備矣故欲知方法之規範藥品之功用者不入長沙氏之門則不可也蓋如夫採桂之枝皮以主發表採枳之緊實以破結痞地黃分鮮與乾烏附別體堅煉之意誠可謂窮理

盡性矣神農本經古藥三百六十五種以別三等仲景氏取用二百二十餘種以爲足矣唐宋以來增至一千五百餘種種類多端而自有優劣有眞贋所謂杜衡亂細辛防葵混防風之繆良不少矣又從前閩舶來藥品漸次多轉下品至其甚以贋物欺我亦不一也商人恬然販之世醫委然用之其罪莫大焉近世古醫道之學愈開愈彰其術莫不精究

焉。然而至其藥品。則未有辨能毒審眞贋者。藥舖所鬻。亦有優劣眞僞。而並行焉。今雖處的方。若藥非眞。則豈得其効驗乎。余常憂藥能之有不任其方劑於是。每藥之下。宗本經。別錄之古訓。考名師哲匠之論說。以發明其功用。次較其優劣。辨其眞贋。以要無差失也。然猶未能無誤。庶幾同志君子賜是正。則非獨余之幸耳。使後進之士。識藥性。撰良品。以

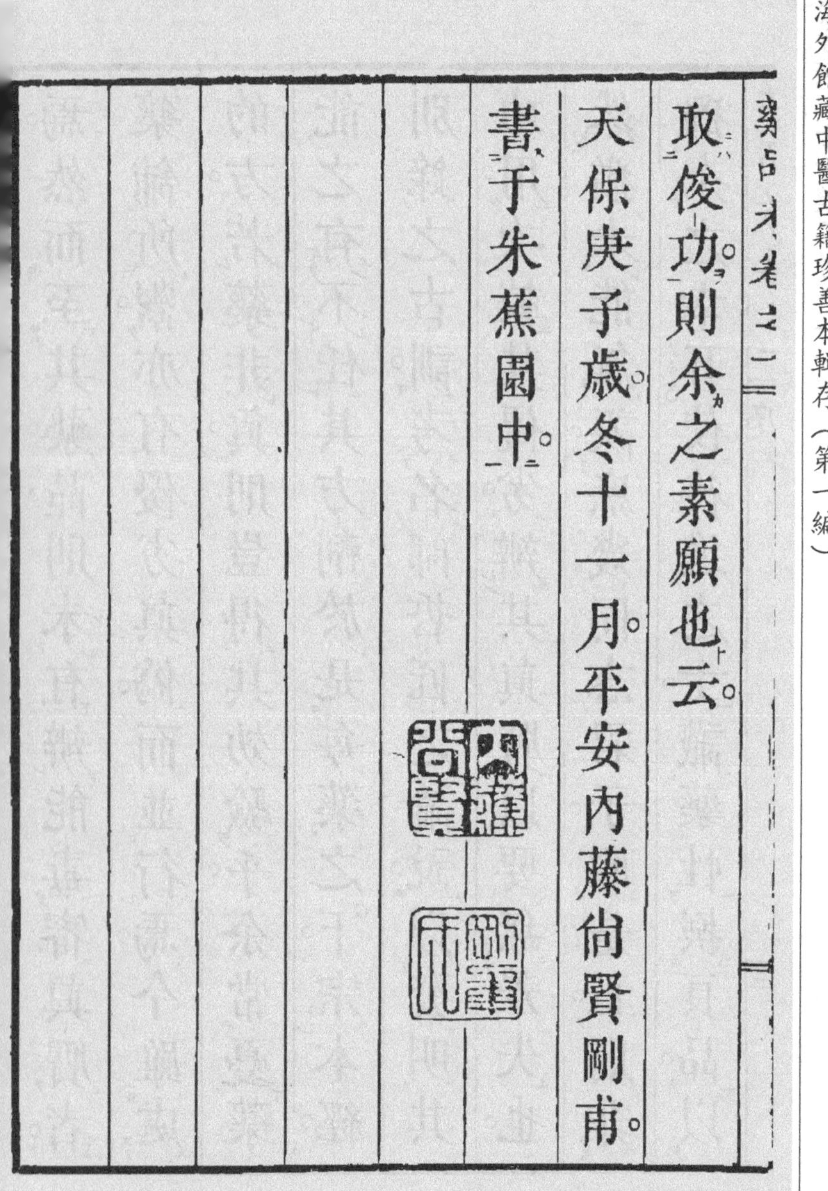

藥品考卷之二

取俊功。則余之素願也云。

天保庚子歲冬十一月。平安內藤尚賢剛甫。

書于朱蕉園中。

古方藥品考凡例

○夫濟世之道莫先於醫療病之功莫先於藥故此書專以辨藥性明功用爲第一義每藥之下所舉功能輒祖述乎古方書之旨範圍乎本經別錄之意且折衷先哲之論說以發明其主用不敢加私意也

○傷寒論金匱要略所出之藥凡二百二十餘種先舉其專用者次列其遠用者藥品次第畧從草木穀漿水金石血氣之類以便展閱其他如非藥用品物及禁忌中雜種略附邦言以備卷末耳

○各藥之性必有宜煉製者或有宜新鮮者或有宜陳久者有忌水者有忌火者不可不識也故當然者取附于各藥之下讀者無忽視

○凡撰品中不拘邦產舶來先舉其上品者次列其中品下品僞似之品後辨之每品以又字別之藥鋪有種種稱呼今舉京鋪所通呼者以辨其甲乙也又每藥多異名及邦言但舉所通呼者一二其他略之

○夫書不盡言言不盡意故假圖畫以畧出本藥之形狀及所難以言辨者至其種類則甚冗雜故不圖

○凡諸藥之主治功用甚多而難能諳記矣故取其要刪其繁設句韻以使易誦讀爾

○藥性標目歌

桂枝前鋒發表宰宗　肉桂溫中宣導百功

麻黃解壅逐溼除疼　葛根潤通清熱調中

生薑利胸善奏藥功　生薑汁用宜取即功

薑葉芳遍消毒開胸　乾薑宣通逐寒溫中

升麻功用胃熱喉腫　防風逐風散骨節疼

甘草緩中協和百功　麥冬補中降瀉上衝

人蔘生滋溫補虛羸　土參降推除煩排痞
茈胡利氣禦表和裏　芍藥開否順血固肌
朮除溼水尿道調利　細辛溫裏除痰利水
烏頭走裏溫導疝氣　附子達肢溫經療痿
天雄主治暑同附子　巴豆破痞蕩滌腸胃
枳實開否以破結氣　橘皮健脾靖降逆氣
厚朴下氣疏瀉腸胃　芫花泄利痰飲畜水
蕘花利水芫花不異　藜蘆療肌服吐痰水
葶藶主治喘滿短氣　麻子益脾潤通便秘

薏苡扶脾除祛溼痺　酸棗補疲能療不寐

大棗保胃溫和駁劑　烏梅順降止嘔却蚘

蜀椒溫中克征蚘蟲　椒目下降利水腸中

茯苓生津又瀉逆滿　黃耆益元固實衛分

桃仁血分潤通大便　杏仁氣分降逆止喘

吳茱良溫除溼散寒　山茱溫肝固有牧官

薯蕷調源補復虛損　甘遂逐飲滌瀉溼滿

大戟破關克泄二便　茵蔯瀉滿專療黃疸

葶藶降順清肺瀉滿　蘆根性寒解毒止煩

貝母除煩結實渙散　芎藭上達破瘀順血
當歸溫達調和氣血　牡丹活血清凉煩熱
苦參清熱除煩開窒　獨活利節療諸風疾
知母潤渴清瀉熱結　生芐滋補解熱消瘀
生地黃汁清凉血腑　乾地黃主滋血補虛
熟芐潤膚補腎氣虛　瓜蔕涌吐膈間毒聚
梔子兼吐煩熱當除　紫葳破瘀補氣血虛
澤瀉如禹宣通水路　猪苓善燥泄利尿道
通草開竅通利水道　防已瀉尿水腫當消

蔞根凉好生津潤燥　花粉潤燥同蔞根効
蔞實專療結胸氣勞　菖蒲氣導開心利竅
紫參通竅降氣利尿　石葦熱消通利尿道
黃連寒長解熱心臟　黃芩清凉宜利膀胱
大黃良將蕩滌二腸　竹茹靖凉痰火逆上
竹葉降凉虛火上行　黃蘗專掌肌熱身黃
乾漆益陽療諸內傷　葱白通暢滋補五臟
薤白溫腸善散結妨　大蒜溫陽殺毒療瘡
白頭翁攻腸癖毒痛　百合主用百脈一宗

敗醬消腫能治腸癰　商陸降攻專瀉毒腫

半夏利喉除欬逆嘔　白前順收下氣止欬

紅藍除渴止痛行血　艾葉療瘧也止妄血

蘇葉芳發下氣開鬱　蘇子氣達專散鬱結

澤漆退熱解諸瘧疾　菊花涼質能除風熱

土瓜散結逐瘀和血　蒲灰尿泄且逐瘀血

敗蒲席實同蒲灰說　白微降泄清涼鬱熱

秦皮固滑濇腸除熱　柏葉固脫止衄吐血

柏實降泄喘氣煩熱　蜀漆敗結療瘧寒熱

李根止渴除逆煩熱　紫苑降氣結邪散之

旋覆排否降瀉噫氣　款冬善治喘欬逆氣

天門益肌補脾肺氣　海藻下氣能泄畜水

萎蕤善滋益氣補衰　皂莢主治欬逆肺痿

檳榔健脾破滯開氣　訶子洩氣而止下利

桑根瀉肺利水除欬　桔梗除滯利喉清肺

射干能解欬逆喉痹　葵子除水利小便閉

蒴藋和肉專療打撲　狼牙逐毒平治胸腹

白斂能逐百疾結畜　薺苨明目解百藥毒

瞿麥尿瀉逐膀胱邪　梓皮黃家除瘀熱邪
蛇牀除瘡也祛溼痒　五味潤暢鎮瀉肺臟
王不留行專療金瘡　冬瓜性凉解毒除脹
瓜子潤行利大小腸　瓜瓣同上唯異名狀
粳米專養保胃之長　赤豆逆行煮利䐜脹
小麥止乾又利小便　大麥寒潤止燥渴焉
大豆瀉滿解毒補腎　大豆黃卷補虛益元
香豉升散虛煩滿悶　麴消穀蘗開胃快腸
膠飴溫良調和五臟　清酒助陽行百藥方

白酒溫養脾胃通暢　苦酒下行殺毒消瘡

醋漿降涼止嘔逆上　井花水涼煮諸藥良

泉水輕涼應百合湯　甘爛水將煮補脾方

東流水行速通膀胱　漿水熟湯最宜補養

朴消降泄消化胃實　赤消此必朴消同物

芒消潤質專消熱結　消石勝熱降瀉結實

礬石固洩燥溼解熱　滑石滑達能通留結

石膏逐熱清胃止渴　龍骨理血鎮神虛脫

黃土專治妄血逆氣　雲母固肌善療瘧痢

代赭體重鎮墜驚動　雄黃殺蟲解瘡毒痛
赤石脂涼止血厚腸　白石脂方功用同上
禹餘糧將利尿固腸　太乙餘糧清利膀胱
鐘乳性順利竅通筋　金安心肝除水銀煩
銀亦鎮神與金不遠　鉛丹鎮神定驚止煩
真朱靖肝以養精神　食鹽善潤殺毒吐滿
寒水石寒除熱腸間　戎鹽補腎通利小便
蜜補虛弱調和百藥　水蛭逐決經閉瘀血
䖟蟲散血通經水閉　䗪蟲專泄畜血癥結

牡蠣除盜且澀滑洩　文蛤清熱開胃止渴

鼈甲散結專除勞熱　雞子補虛白療肌膚

雞冠有譽救絕死苦　雞肝善蘊眼疾當除

雞屎白主達轉筋處　阿膠補益固衛血液

豬膚肥澤補生精液　豬膽通脈清瀉胸膈

豬膏生液令人肥澤　豬脂純白臘月多益

犀角壯心排毒止煩　獺肝補肝專主勞損

羊肉甘溫主治寒疝　羊膽苦寒潤燥明眼

白魚性滑利尿通窒　蜂窠開鬱專療癲疾

鼠婦破結蠱蟲髟髴　蠐螬排達除滿行血

蜚蠊寒質能散毒結　人乳汁育補中消毒

亂髮止衂利尿淋濁　左角髮擢于其日角

人垢亦復亂髮之屬　人糞汁逐瘀熱百毒

人尿和肉能療打撲　童便明目降火逆速

百藥能毒聖說爲宗　發揮要領爰舉厥功

蕉園内藤尚賢識

藥品考卷之一目次

藥品考卷之一

古方藥品考卷之一

平安　內藤尚賢剛甫　著

薩州　篠原篤慶士光　校

桂枝前鋒。發表。宰宗。　和漢通名

名醫別錄曰　桂。味甘辛大熱。主利肝肺氣。心腹寒熱冷痰。霍亂轉筋。頭痛腰痛。出汗。止煩。止唾。欬嗽。堅筋骨。通血脈。理疏不足。宣導百藥。無所畏。

愚案　桂之為物。純陽發散。其枝之性。自達乎表部。皮之性。自走乎肌膚。味辛熱甘和。而有芳發之氣。以善致發表前鋒。

也故仲景氏不用肉桂而專用桂枝者取其枝皮以利發表之義矣其麻黃湯大小青龍葛根湯等有發表之功者皆因桂枝之力而所致也故以此為發表之宰宗也

桂枝湯 太陽病頭痛發熱汗出惡風○太陽病外證未解脈浮弱者當以汗解 案 風邪受于表必先發表為順故用桂枝以發散表邪芍藥以順血固肌生姜以開痰達藥力大棗以溫保胃氣甘草以協和諸藥也

撰品 桂枝舶來者佳藥鋪分其皮薄廣三四分者呼比良様其嫩皮呼和良様時珍所謂柳桂是也大抵

色紫黑。味辛甘。氣芳發者。爲良品。氣味薄者。不堪用。

肉桂溫中。宣導百功。

案肉桂。卽桂幹皮。氣味辛甘大溫。故能溫中州。宣導諸藥之能功也。

蜀椒閉口者有毒。誤食之。戟人咽喉。氣閉欲絕。云云

肉桂煎汁飲之。

撰品 肉桂。舶來有數品。其稱東京桂者。厚一分許。色紫赤。味辛甘者。爲上品。或呼是字肉桂。而優劣相混。其裏面帶黑色。辛味薄者。下品。今稱廣南桂者。皮薄。辛味不

厚。又舊舶稱廣南者皮厚。一二重卷。色紫黑。味極辛甘。呼久呂皮肉桂。又稱交趾桂者。形如東京桂而深紫色。味亦厚。此二品今與載來者不同。又有紅夷桂。皮卷薄。外面赤色。味辛美者可用。陶弘景所謂丹桂是也。○漢土者辛味有于枝上。本經所謂牡桂是也。邦產者辛味唯有于根。故稱根皮桂。今出土州薩州者。色紫赤。紀州產赤色。凡味辛甘而不澀者。俱可用。和州城州諸州產下品。又邦桂枝皮。味淡薄不任用。而商人私取之。為僞雜者間有之。又取其幹皮。呼桂心。辛

味薄而香氣厚以為香具用耳方書所言桂心與此不同又花戶有交趾肉桂又有天竺桂皆不入藥

○方書中所出桂之品目亦不少仲景氏曰桂枝孫思邈曰桂心至唐宋曰肉桂曰辣桂曰官桂曰薄桂總是同物而異品而已

藥性賦曰其在下最厚者曰肉桂去其粗皮為桂心其在中次厚者曰官桂其在上薄者曰薄桂其在嫩枝四發者曰桂枝

○桂樹高三四丈其幹直如梧桐葉似烏藥而厚光澤葉中有縱文三道能凌冬

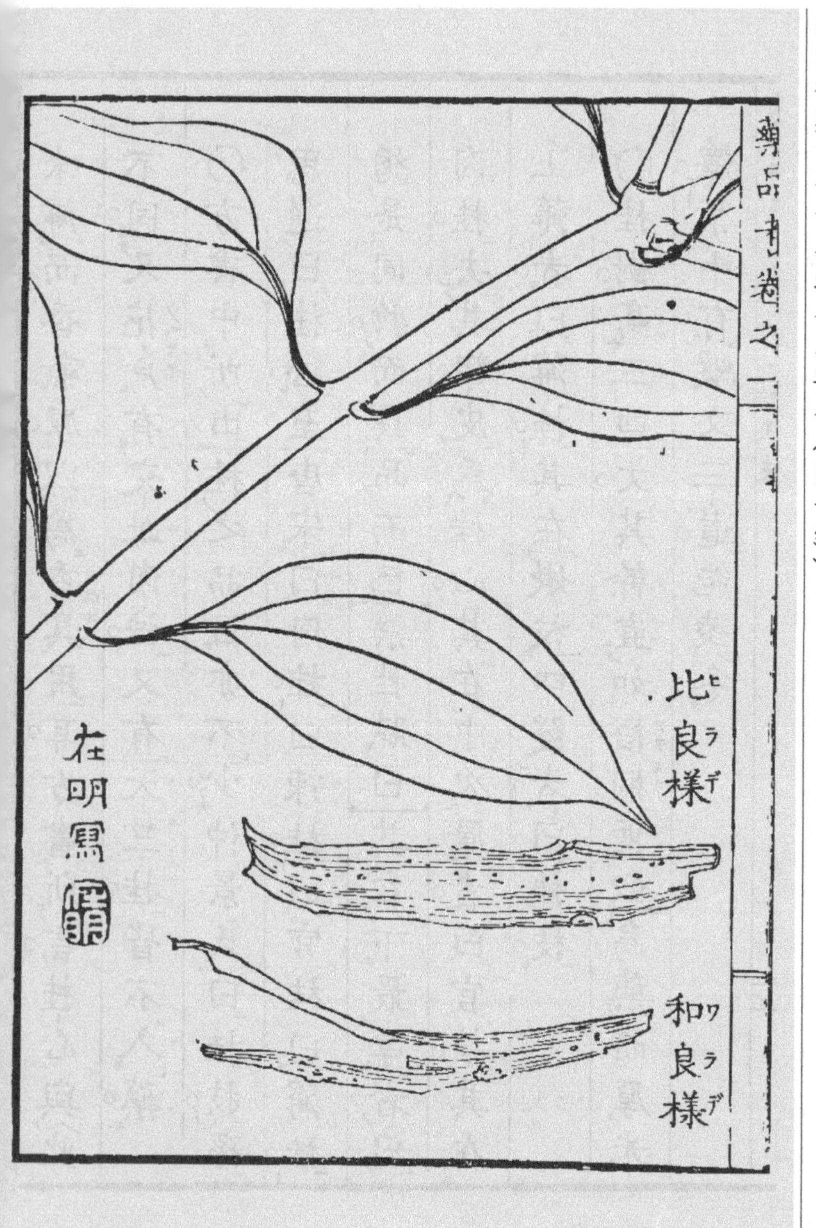
藥品考卷之二
比良様
和良様
在明寫

麻黄解壅逐溼除疼。和漢通名。本經一名龍沙。

神農本經曰麻黄味苦温主中風傷寒頭痛温瘧發表出汗去邪熱氣止欬逆上氣除寒熱日華子曰通九竅調血脈開毛孔皮膚逐五臟邪氣案其莖叢生直立氣味收散而有逐達之力故解邪氣壅塞以通腠理專逐水溼以除骨節疼痛乃與桂枝之發表併用則能致駿發麻黄湯大青龍之類是也又與石膏之清降併用則能利水溼越脾湯麻杏甘石之類是也其麻黄氣藥之駿達者也然前人單爲發汗之藥

余謹考之非有發汗之能矣其仲景氏曰發汗後不可更行桂枝湯汗出而喘無大熱者麻杏甘石湯主之可以徵也

麻黃湯太陽病頭痛發熱身疼腰痛骨節疼痛惡風無汗而喘者　案寒邪壅于肌表必營血不暢營血不暢則致身疼腰痛骨節疼痛惡風無汗所以用麻黃以解壅乃營衞和諧桂枝以發散表邪甘草以和中杏仁以順利喘氣

越婢湯風水惡風一身悉腫脈浮不渴續自汗出無大熱　案風音放義同謂放汎水氣于周身以致一身悉腫又以惡風及自汗出乃知鬱熱在于裏故用麻黃以解壅塞利水氣石膏以降瀉欝熱生姜以利胸輔藥力棗甘以保胃氣而和石膏

○方後曰先煮麻黃去上沫是漢土新採者氣味猛烈故也本邦所用者皆舶來經年故不去上沫而可

撰品　麻黃舶來者唯一種其莖堅淡綠色氣味濇薟咀之舌上覺麻痹者爲上品又稱和麻黃者即美豆止久左形狀似麻黃而輕虛味淡薄非真而松玄達云麻黃和漢俱有之功能同者非也或價貴時商人剉和麻黃及燈心草以爲僞雜者間有之甚難辨

圖經曰麻黃苗春生至夏則長及一尺已來稍上有黃花結實如百合瓣而小又似皂莢子味甜微有麻

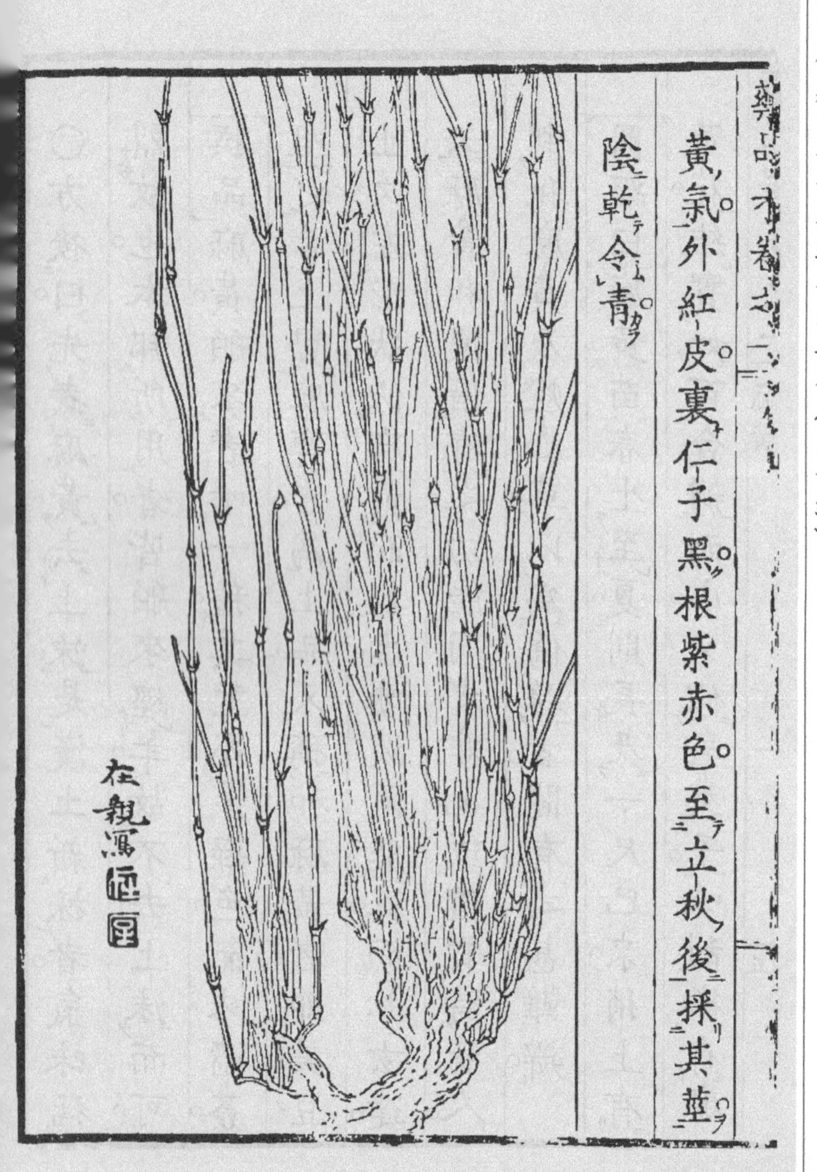
本草品彙精要卷之二
黃氣外紅皮裏仁子黑根紫赤色至立秋後採其莖
陰乾令青
在親寫

葛根潤通清熱調中。クズノ根

本經曰葛根味甘平。主消渴身大熱。嘔吐諸痺。起陰氣。解諸毒。案其根累年長生。而至肥大。氣味苦甘微收。其質潤通涼降故能清瀉鬱熱。調和胃中。乃合之以桂枝之發表。則療項背強急之陽分。葛根湯。桂枝加葛根湯類是也。或合之以芩連之涼降。則治下利喘逆等之裏分。所以葛根芩連湯。不言項背強急也。

葛根湯 太陽病。項背強几几。無汗惡風。案太陽病。即桂枝湯之所主。今加葛根以治項背強。加麻黃以治無汗惡風。太陽與陽明合病者。必自下利。【案】太陽之邪將陷陽明。故用葛根以清熱調胃氣。桂麻以發越陽明之邪。乃下利自愈。是所謂避實而伐虛者歟。

【葛根黃連黃芩湯】太陽病。桂枝之症。醫反下之。利遂不止。脈促者。表未解也。喘而汗出者。【案】醫既誤下。是以表邪陷裏。以致喘逆而汗出。故用葛根以清和胃氣。芩連以清涼瘀熱。○下皆可推知。

【撰品】葛根。邦產唯一種。其片割曝乾者。藥舖呼世宇保志。或呼伊多葛根。又有方剉大小。凡新色白精密者。俱可用。○方書中有生葛。生葛汁。乾葛。葛粉等之目。其生葛及汁。味苦澀。涼降。故能解鬱熱。止煩渴。時珍曰。有家葛野葛二種。是栽園圃者爲家葛。生山野者爲野葛與蔓生鉤吻同名異物本邦採自生者爲藥用然因產地之肥磽粉有多少生河州葛城金剛山等者粉不多故土人採爲藥用又生和州芳野宇陀若州熊川等者粉多故唯製葛粉若以此爲藥用則其能最優矣

○葛粉製法冬月擇採其根粉多者搗爛以布囊盛之採出于水盆內待粉澄傾去濁水復加清水如此凡十餘日除其上脚取中脚爲上品白如雪其次爲中品色如麩其最下者及上脚者爲下品俱曝乾成

○葛春生苗引蔓二三丈葉似大豆葉大秋開紫花

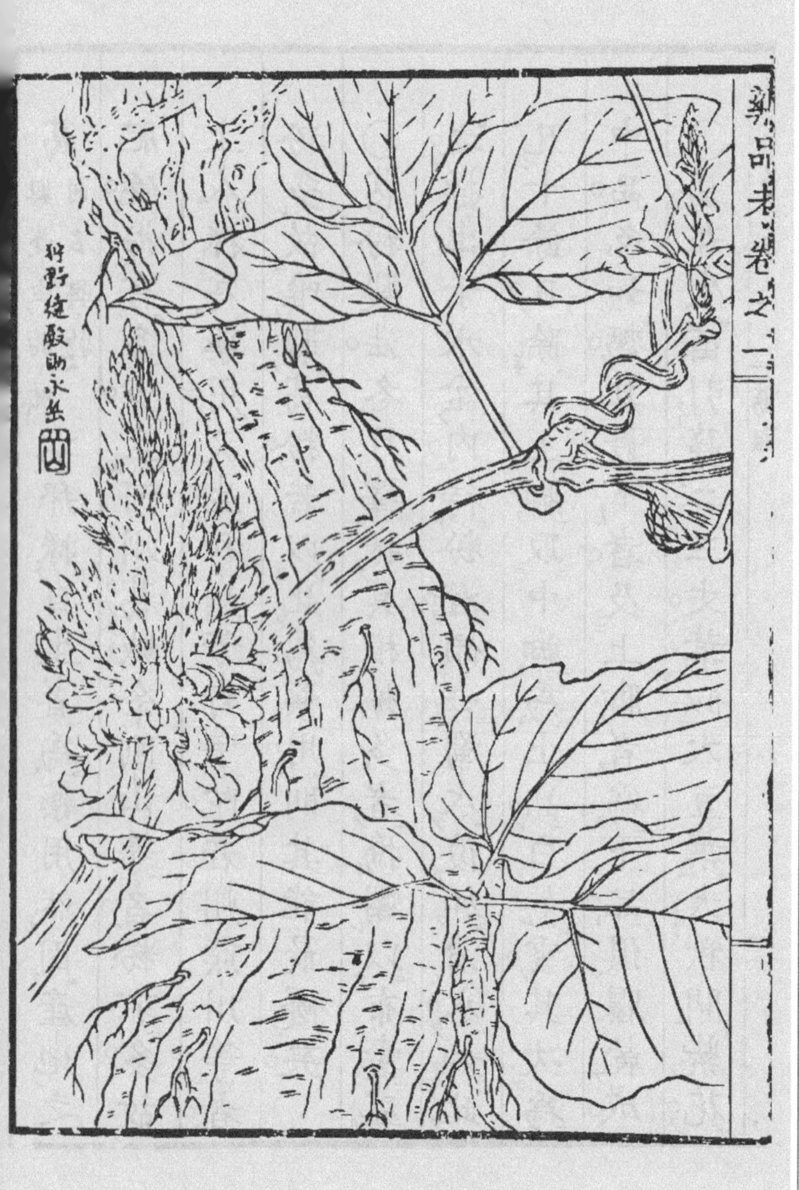

似豌豆花而爲穗花後結莢如大豆莢瘠小其根長大如肱臂冬月採根剉水浸去濁曝乾

生薑利胸且奏藥功。ハジカミ。シヤウガ

別錄曰生薑味辛微溫主傷寒頭痛鼻塞欬逆上氣止嘔吐案其性好陽而惡寒上不生花實而精力鍾在乎根氣味辛溫質能推排故取開痰利胸以止嘔吐入橘皮半夏及理氣之方中以佐各藥之功

小半夏湯諸嘔吐穀不得下者

橘皮湯乾嘔噦若手足厥者

生姜　姜汁　姜葉　二八

生薑汁用宜取即功。如字

生薑半夏湯　病人胸中似喘不喘似嘔不嘔似噦不噦徹心下憒憒然無奈

案　開痰泄逆氣之功最速

薑葉芳通消毒開胸。如字

食膾多不消結爲癥病治之方

撰品　母薑肥大味極辛氣芳者良出豐後遠江者爲勝其他南方州郡皆培養之又茈薑茈音紫不任藥用

乾薑宜通逐寒溫中。通名

本經曰　乾薑味辛溫主胸滿欬逆上氣溫中止血出

汗逐風濕痺腸癖下利案其味辛溫以能宣通經脈逐寒邪溫胃中內經曰寒淫所勝平以辛熱者是也乃與附子人蔘戮力則治胸腹寒痛腰下冷痛手足厥冷下利清穀等之功最速

大建中湯心胸中大寒痛嘔不能飲食腹中寒上衝

苓薑朮甘湯身體重腰中冷如坐水中○腰下冷痛

通脈四逆湯少陰病下利清穀裏寒外熱手足厥冷脈微欲絕云云

揀品完曝乾者藥舗呼麻留乾薑又片之乾者呼乾

生薑俱佳凡色白味極辛美者爲良品又三河乾薑形瘠小外白肉赤如錫堅辛味不厚者爲次三州遠州及東南州郡出之

○造法秋冬交取老薑肥者水淹洗過待晴刮皮或片之日曬若難乾則熅于甆器內亦可或云寒中製之者不可此物甚難乾而易凍亦損氣味故也

○薑晚春栽根苗長二尺許葉似蘘荷而狹香氣厚夏生新根淡黃色蘆頭帶紫紅無花實晚秋採老根而貯暖地

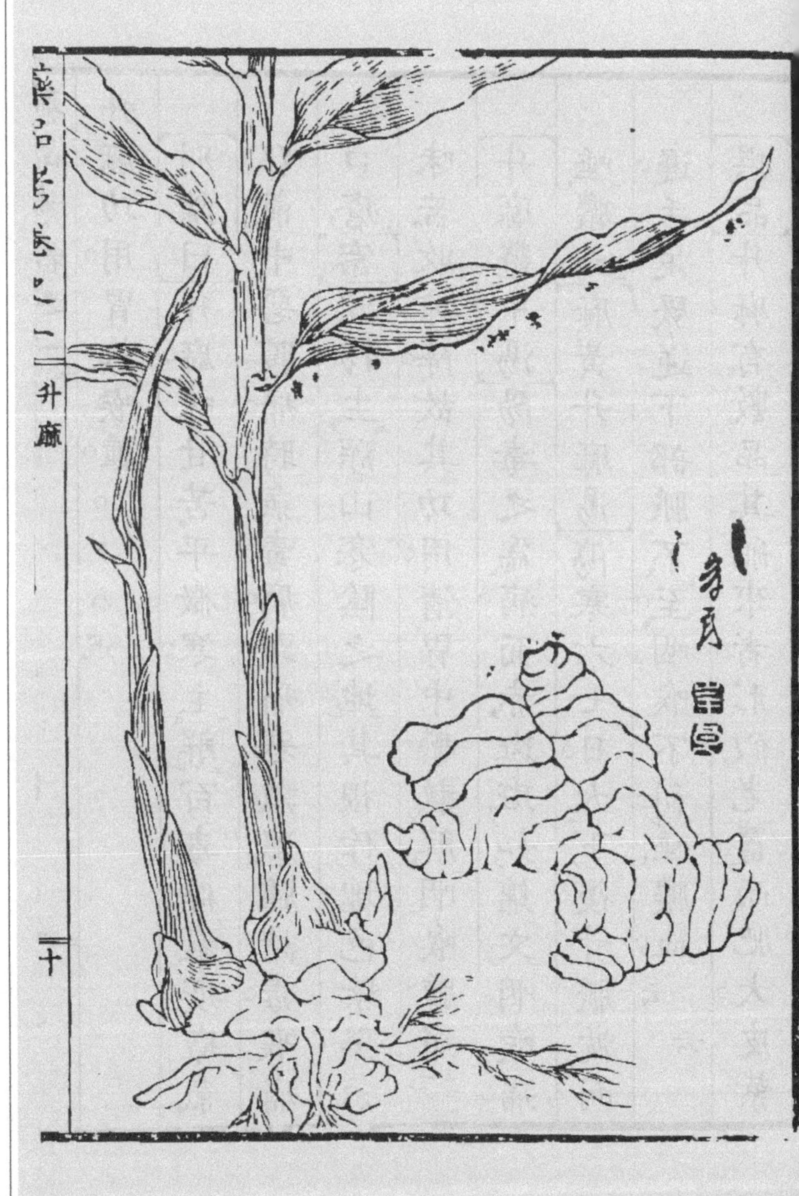
升麻
十

升麻功用。胃熱。喉腫。。アハボ

別錄曰升麻。味甘苦平微寒。主解百毒。辟瘟疫瘴氣邪氣中惡腹痛。時氣毒癘。頭痛寒熱風腫。諸毒喉痛口瘡。案此物生深山寒陰之地。其根作塊。色紫黑氣味苦。收凉降。故其功用。清胃中鬱熱。解咽喉腫痛等。

升麻鼈甲湯。陽毒之爲病。面赤斑斑如錦文。咽喉痛。唾膿血。麻黄升麻湯。傷寒六七日。大下後。寸脈沈而遲。手足厥逆。下部脈不至。咽喉不利。唾膿血。云云

撰品。升麻有數品。其舶來者。形似老薑而肥大。皮紫

黑肉帶褐色有羅文者爲上品所謂鬼臉升麻是也又朝鮮產形似漢產而黑色亦可用邦產總稱眞升麻凡根肥大色黑味苦者可最用出日州野州羽州等藥舖擇其好品僞呼朝鮮產或爲唐樣又形瘠小皮黑肉白帶青色者呼阿遠樣下品所謂雞骨升麻是也出江州伊吹又有三葉者有落新婦此二種不堪藥用古說以也加良末都根贋之今不然

○升麻春生苗葉似當歸而不滑澤秋抽一莖高二三尺梢頭發白花似粟穗狀根似朮而黑色多鬚

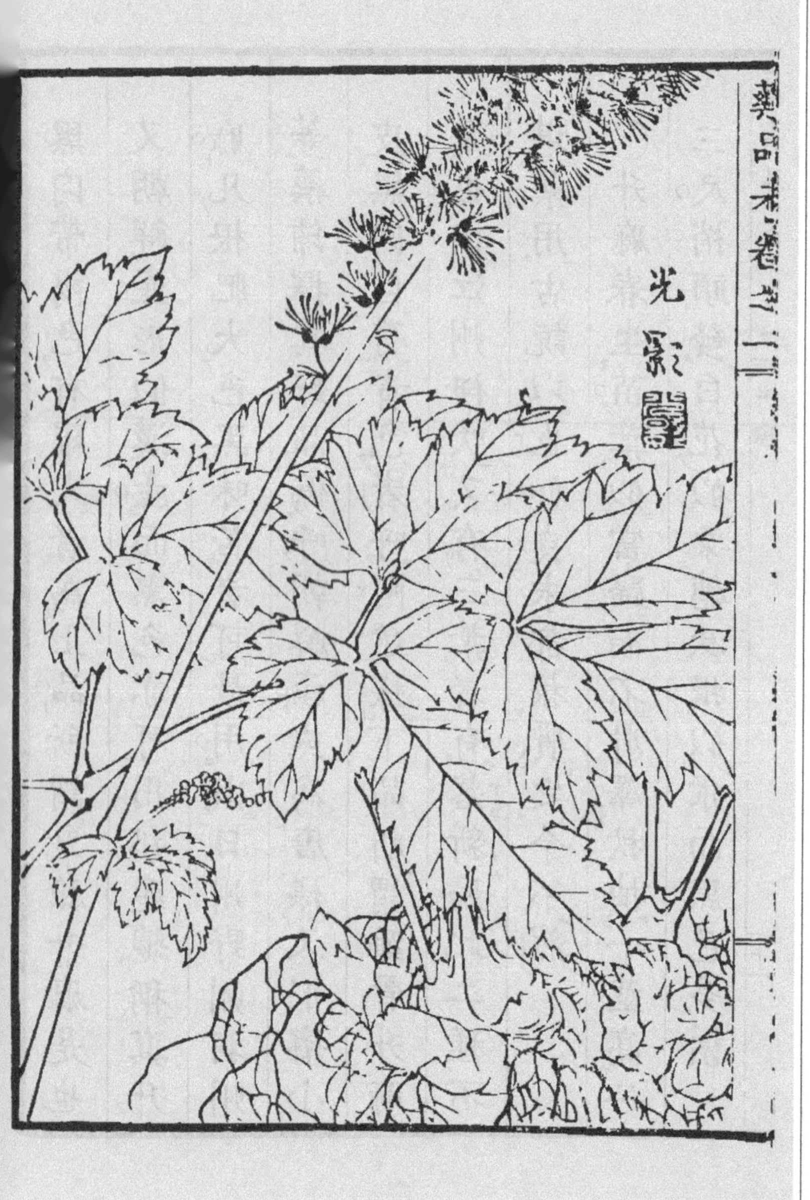
光彩

防風逐風散骨節疼。今通名。

本經曰防風味甘温主大風（猶曰中風）頭眩痛惡風風邪行周身骨節疼痛。案其性能耐於暑熱而惡寒冷其根直入土甚深味甘温滋潤故其能逐風溼浮散骨節間滯氣除疼痛。○夏月甚易蛀須曝乾

桂枝芍藥知母湯諸支節疼痛身體尫羸脚腫如脱頭眩短氣。溫溫欲吐。○

侯氏黑散治大風四肢煩重心中惡寒不足者。

擇品 防風有數種其稱種防風者（或呼藤助防風）根形如大

指而長尺五七寸留蘆頭二寸許味甘溫滋潤者良是享保中所始栽漢種者今出和州宇陀又江戶防風（或呼真防風）其根微屈曲長五七寸黃褐色味淡苦是石防風也出佐州羽州又伊吹防風形如鼠尾長五六寸亦留蘆頭（故或呼筆防風）是邪蒿根也出江州伊吹又五島防風形肥大如獨活削粗皮（故呼削防風）是防葵根也又瀨戶防風形似種防風白褐色味淡薄是濱防風根也並非眞又今稱舶來者形色與伊吹防風相似是他藥中混來者不足信用

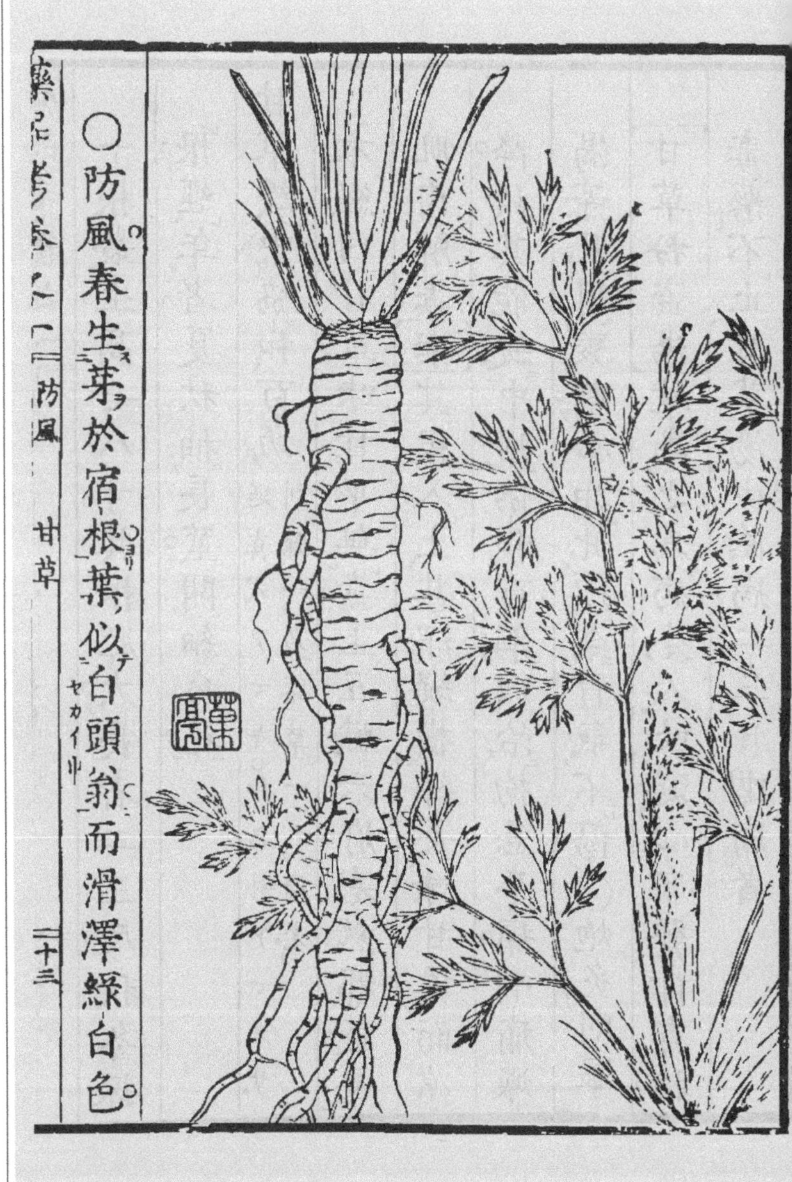

○防風春生芽於宿根葉似白頭翁而滑澤緑白色。

藥品考卷之一　防風　甘草　二十三

一根叢生高七八寸其根肥大長者二三尺秋冬採根經年者夏秋抽長莖開細白花

甘草緩中協和百功延喜式アマキ○和名鈔アマクサ。別錄。一名蕗草。一名國老。

本經曰甘草味甘平無毒主五臟六府寒熱邪氣長肌肉解毒案其根入土甚深縱橫紓長味甘美而涼降故其能緩中州協和百藥以治拘急卒痛咽痛燥渴等凡用駿劑必加此以令胃氣不傷○炮炙則溫

甘草粉蜜湯蚘蟲之為病令人吐涎心痛發作有時毒藥不止甘草湯少陰病二三日咽痛者

擬品甘草有數品其稱南京者大如鞭皮薄赤色肉黃色爲最上又稱福州者肥大皮粗肉淡黃其小者呼二番又大如指截四五寸者呼天无幾利其次呼幾利古美大抵不拘根大小味甘美而不黑朽者俱可用又朝鮮產形色如福州瘠小味甜又紅毛產皮黑灰色肉淡黃並爲次又邦產者根小味甜其陳久青氣失者可用出薩州阿州信州等

〇甘草春生苗高一二尺葉如紫藤而小秋開淡紫花花後結小角根長者三四尺粗細不定

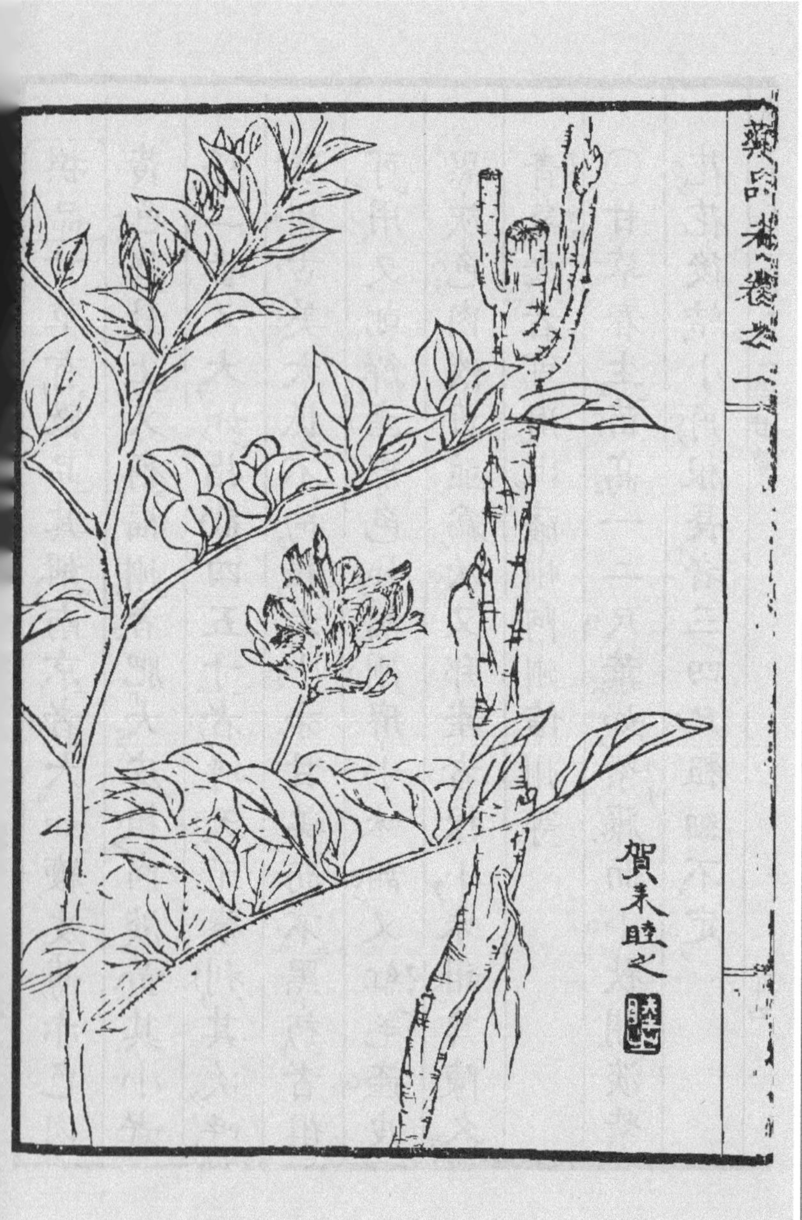
賀來睦之

麥冬補中降瀉上衝。小葉ゼヤカヒケ。大葉ヤブラン。一名忍冬。一名不死草。

本經曰。麥門冬。味甘平。主心腹結氣。羸瘦短氣。別錄曰。心下支滿。虛勞客熱。口乾燥渴。止嘔吐。調中定肺氣。案其苗葉青青。不畏炎暑。不凋酷寒。其根結小塊。味淡甘。質滋潤凉降。故能補胃中。降瀉逆氣上衝。

麥門冬湯 大逆上氣。咽喉不利。止逆下氣。

竹葉石膏湯 傷寒解後。虛羸少氣。氣逆欲吐者。

撰品 麥門冬。邦產有二品。其去心而爲圓者。呼多末樣。又不去心。兩頭尖者。呼奈雅樣。或呼廣島。出河州紀州

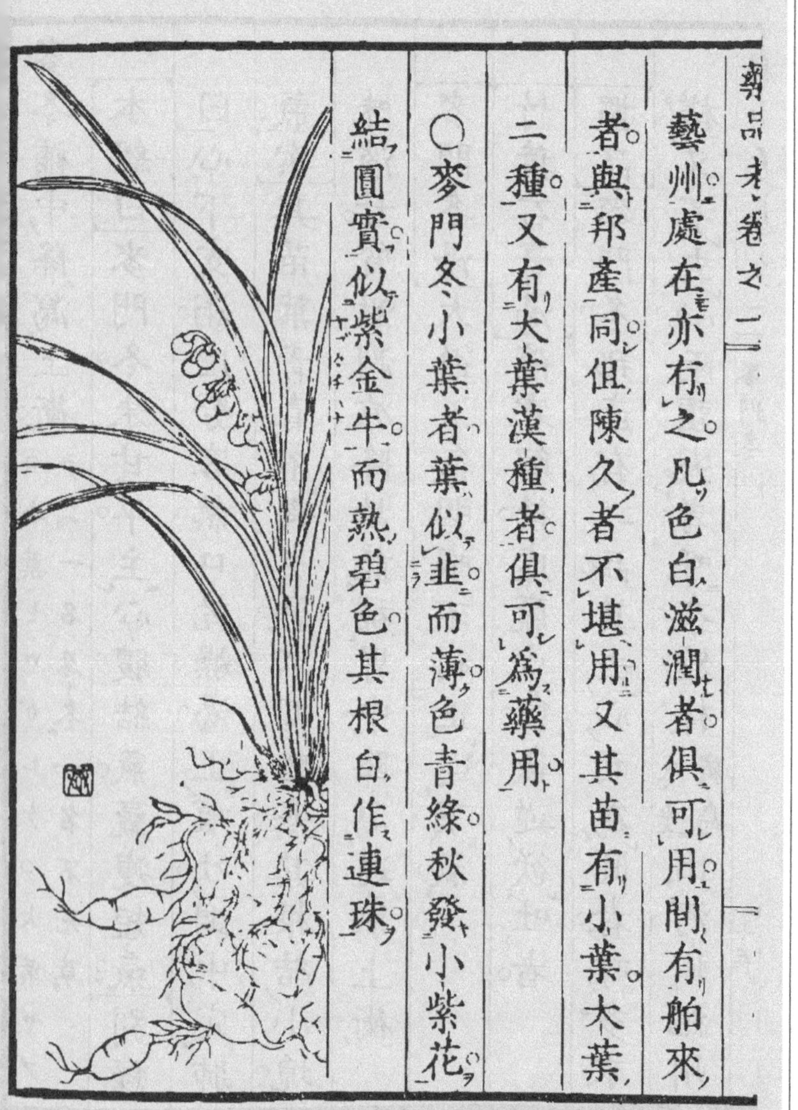

藥品考　卷之二

藝州。處在亦有之。凡色白滋潤者。俱可用。間有舶來者。與邦產同。但陳久者不堪用。又其苗有小葉大葉二種。又有大葉漢種者。俱可為藥用。

○麥門冬小葉者。葉似韭而薄。色青綠。秋發小紫花。結圓實。似紫金牛而熟。碧色。其根白。作連珠。

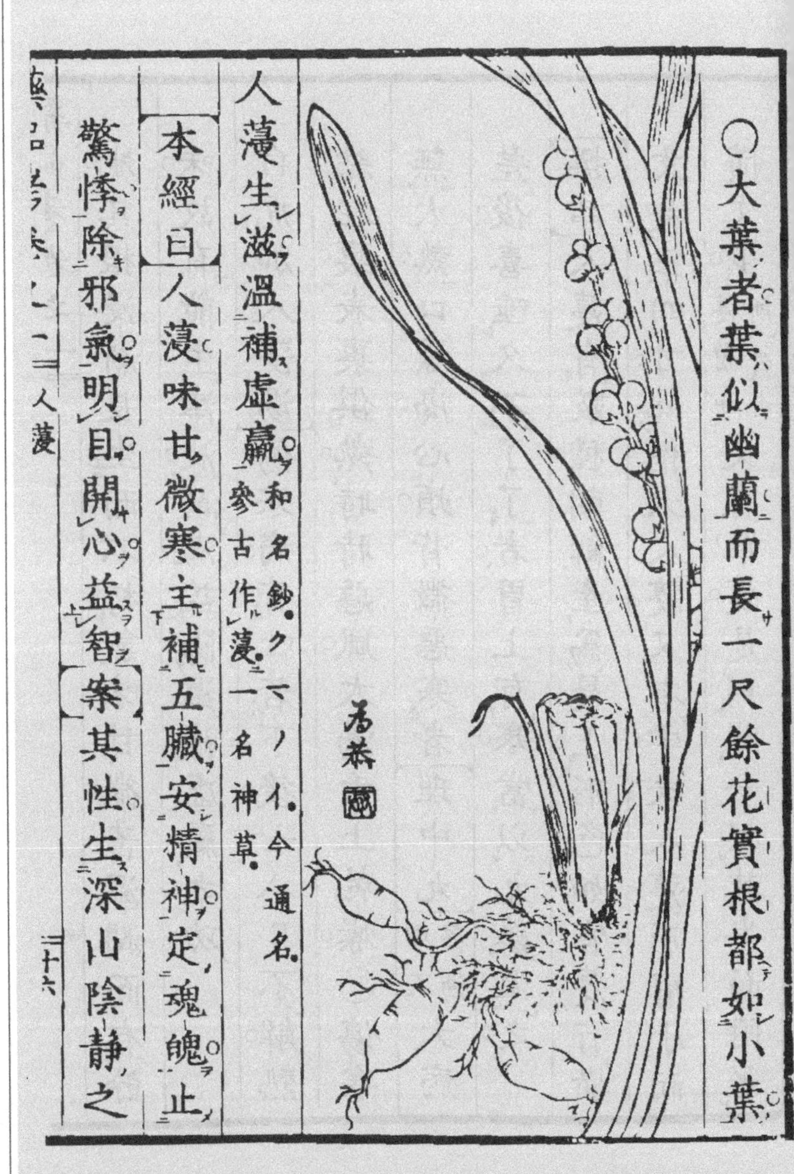

○大葉者葉似幽蘭而長一尺餘花實根都如小葉

人蓡生滋溫補虛羸和名鈔クマノイ今通名參古作蓡一名神草

本經曰人蓡味甘微寒主補五臟安精神定魂魄止驚悸除邪氣明目開心益智案其性生深山陰靜之

古方藥品考卷之二　人蓡　二十六

地。其根浸漸長生而不朽。氣味甘微苦溫潤而有餘味。故有能生津液潤渴益陽溫補虛羸之功。

白虎加人蔘湯　傷寒病。若吐若下後七八日不解熱結在裏。表裏俱熱。時時惡風。大渴舌上乾燥。○傷寒無大熱。口燥渴。心煩。背微惡寒者。

理中丸　即人蔘湯　大病差後喜唾。久不了了者。胃上有寒。當以丸藥溫之。

撰品　人蔘有數種。朝鮮產爲最上。形色如官蔘有橫文長三四寸。此稱大人蔘。又有宇夫人蔘形瘠小而橫文少。蔘鬚中所得者　又有單蔘是割開一根其半而附著蔓鬚造蘆頭以爲全蔓之形或有揷鉛於中心者氣味具者上品而今稱單蔓者甚多僞製須辨識又有蔓鬚呼爲尾人蔘小大混來分其中根呼仁久遠礼其細根呼佐幾遠礼俱氣味具者可用又有商人取其細根潤之矯之續短以爲長四寸許者亦呼佐幾遠礼是飾狀以貪利耳又呼志无也末者形色如官蔘白有横文拗其尾如蝦腰者爲次又人蔘膏出對州者眞是煎煉人蔘而爲膏者功用與人蔘畧同膏重凡二分準人蔘一兩

又遼蔘葉束之如筆管狀長尺許味極苦頗有熊膽

之氣味。故古名久末乃井。對州俗服之。治暑邪及腹痛等云。又廣東人蔘有數品。其稱芎藭樣者形長車賞此為良。稱亞不利加樣者次之。稱古呂樣者。形肥而輕虛下品。先哲以此為廣州三七者是也。嵜元文中奸商以廣州三七根之似人蔘。僞為廣東人蔘矣。邦俗從之而不察。漸狎目熟耳。既久而難遽改焉。「本經逢原」三七條下曰：廣產形如人參者是，有節者非，亦可以徵也。

○人蔘以生朝鮮者為最上。故享保年間。大府命朝鮮使貢蔘種。今諸州所出稱御種人蔘者是也。出野州日光者。形如朝鮮蔘。色黄白。味甘微苦。又出雲州松江者。形如日光。產黄褐色。俱爲上品藥鋪。此呼保无久知。自有優劣。又出奥州會津者。形同上。色白爲次。又皆有蔘鬚。頗似朝鮮蔘鬚。甚易混。

○人蔘三月生苗。初生者高三四寸。一莖五葉。似五加葉而大。三四年者。三椏五葉。其根僅四五寸。五六年者。三四椏五葉。中心抽一莖。高一二尺。三四月開小白花。結青子。圓而扁。六月子熟赤。至秋苗葉枯。其五六年以上者。秋土用掘根收之。

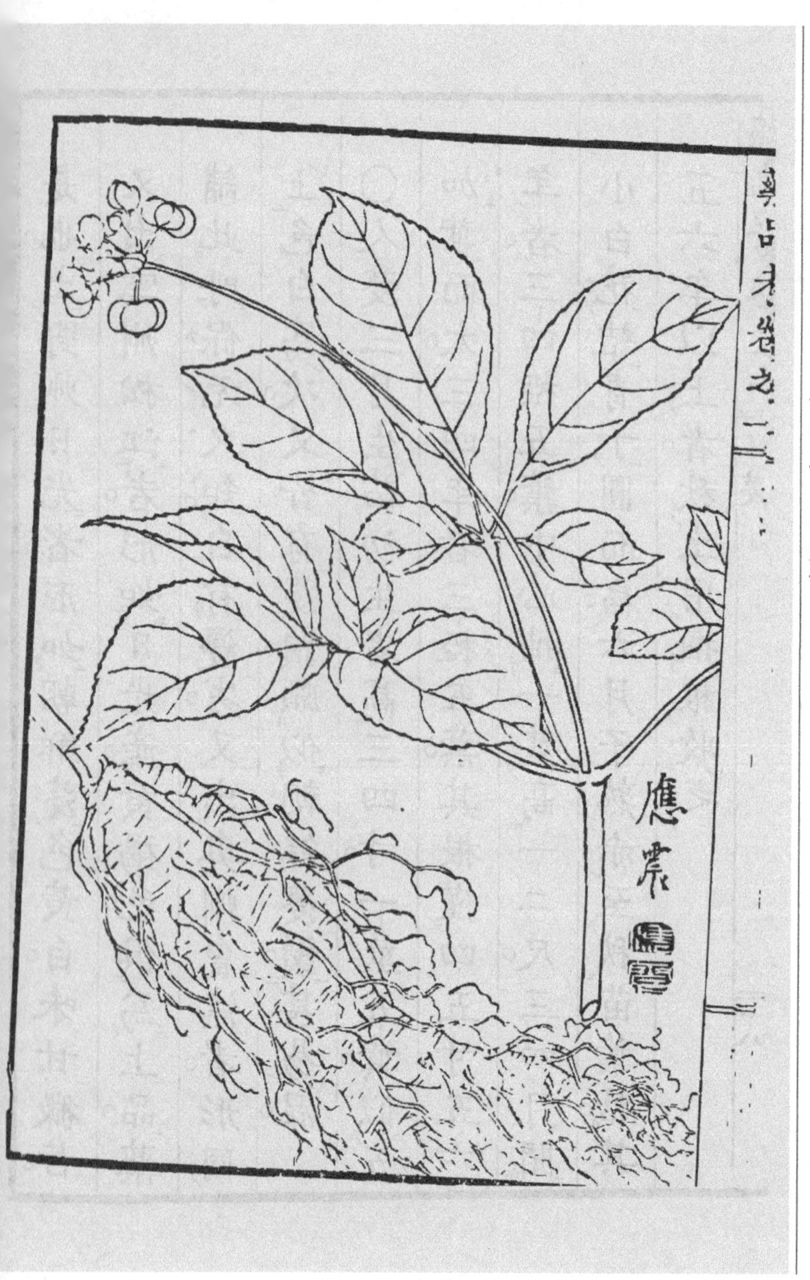
應震

直根降推除煩排痞。カノニゲクサ

案　直根人蔘亦生陰僻之地氣味極苦涼降故能除煩熱推排痞塞

小茈胡湯　傷寒六七日中風往來寒熱胸脇苦滿默默不欲飲食心煩喜嘔或胸中煩而不嘔或渴云云

半夏瀉心湯　但滿而不痛者此爲痞茈胡不中與之

○嘔而腸鳴心下痞者

撰品　直根蔘有數品其根頭圓而尾長三四寸色黃白者爲上品又形圓而尾短者呼多末樣或呼加伊留古樣

俱可用又竹節蓡形如菖蒲根爲次又其鬚根爲芳野小人蓡出和州芳野又薩摩小人蓡俱可用出日州都城又呼丹波御種者或省御字別之形味甚似人蓡而非蓡類其苗類水芹五葉秋抽莖無枝結子如零餘子昧哉有用之者矣其他形似人蓡而冒人蓡名者亦不少沙參杏葉沙參女蘿采羊乳根防葵類甚多今略之

案竹節蓡此直根之蘆頭所謂蓡蘆是也物理小識曰市人節參似小菖蒲而曲乃參蘆也本草蒙筌曰蓡蘆能吐痰涎訒菴集解有蓡蘆散一味爲末虛弱人涌

吐痰涎壅盛

○今世所行人蔘有數種其氣味功用各不同大凡當滋補虛弱者宜朝鮮蔘單蔘蔘鬚及官蔘當推排痞閉者宜直根蔘玉人蔘小人蔘及竹節蔘當補益血虛者宜廣東三七根

○土蔘春生苗亦三椏五葉如官蔘狀夏結赤實形圓不扁其根首太而尾長者稱直根又根橫生如薑紲者爲竹節或根生圓塊此呼多末樣又採鬚根爲小人蔘都此一物而異品耳

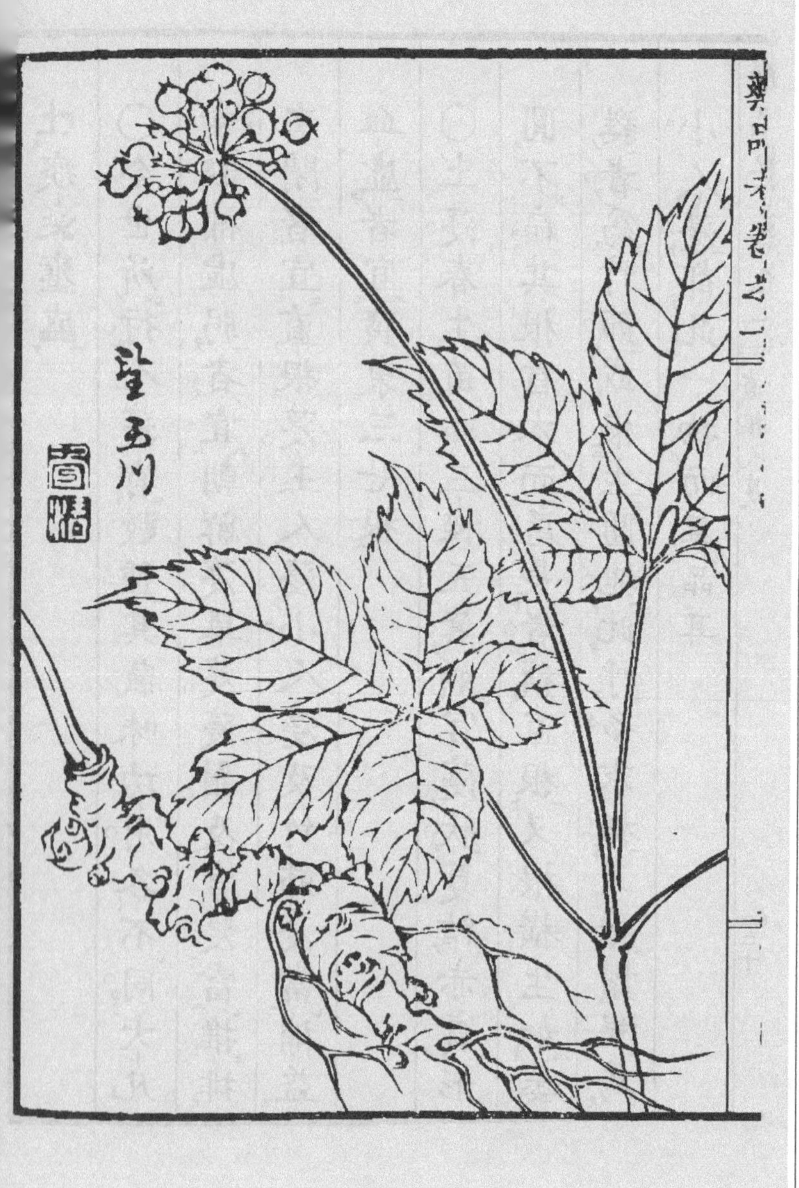
望玉川

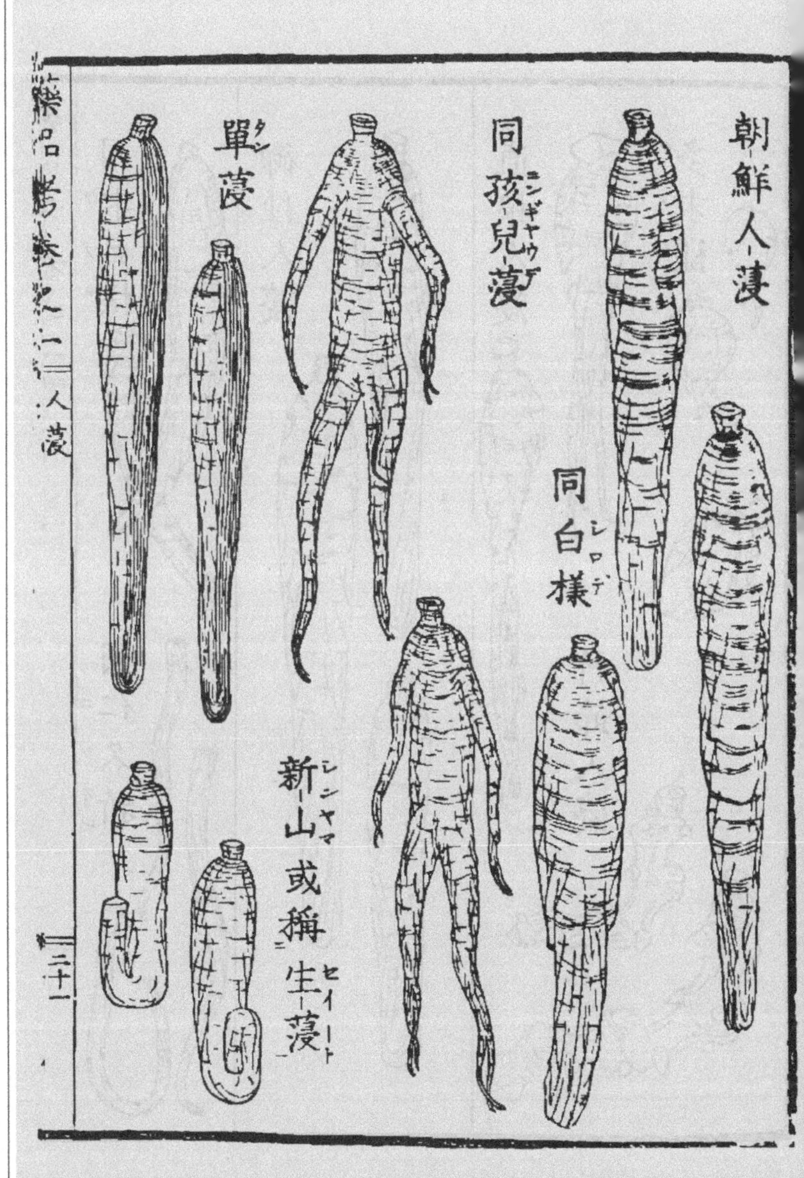
藥品考卷之二 人蔘
二十一
朝鮮人蔘
同孩兒蔘
單蔘
同白樣
新山或稱生蔘

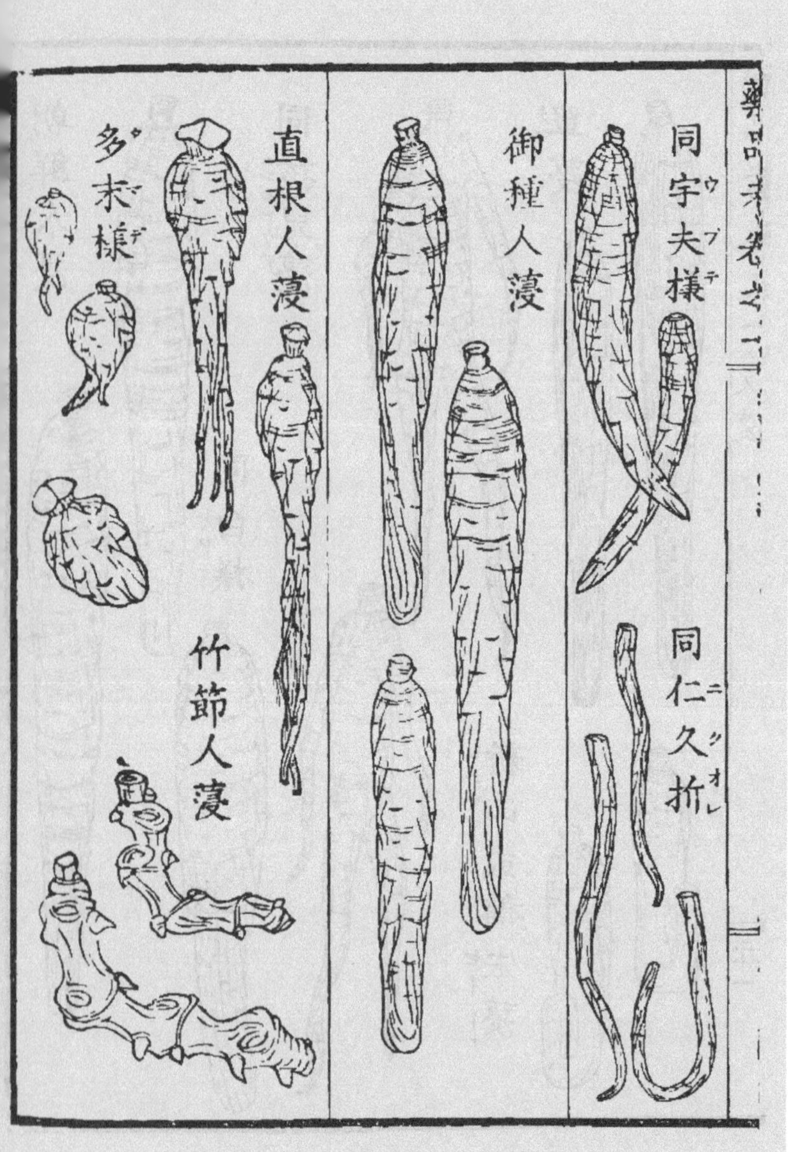
同宇夫様
同仁久折
御種人蔘
直根人蔘
多末様
竹節人蔘

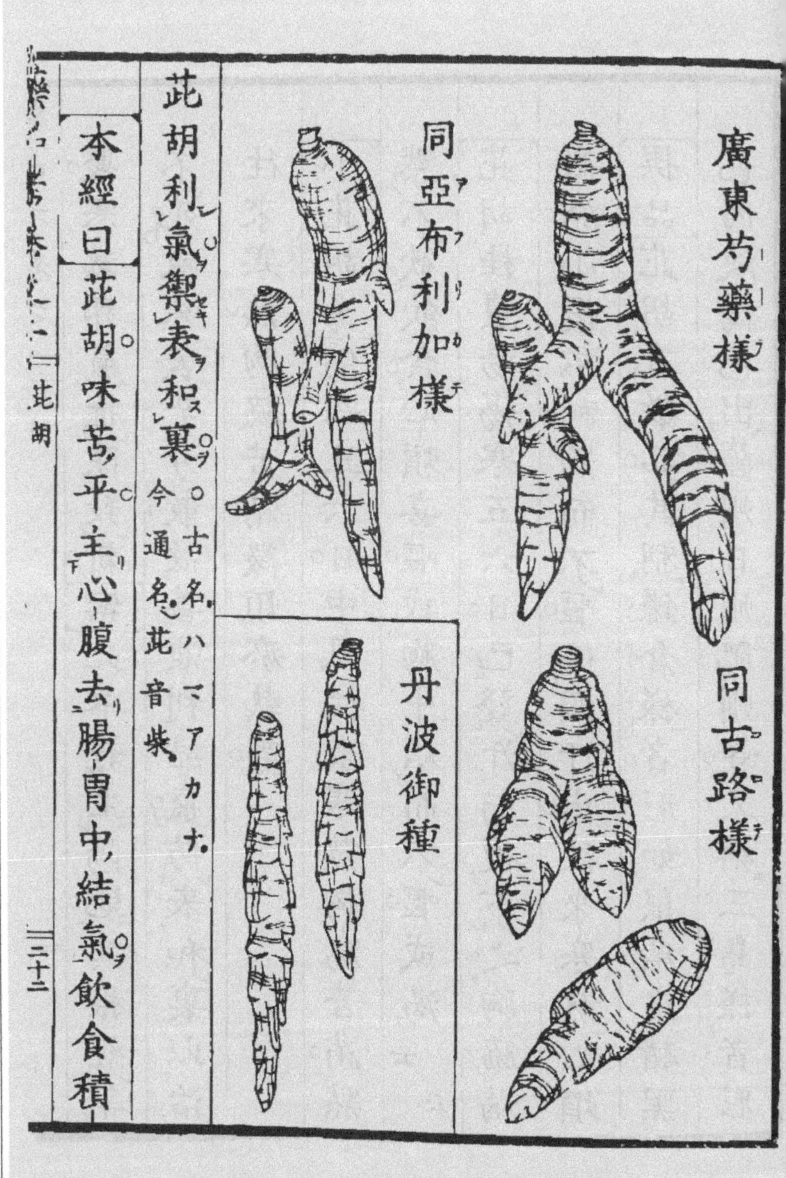

茈胡利氣禦表和裏。古名ハマアカナ。今通名。茈音柴。

本經曰 茈胡味苦平主心腹去腸胃中結氣飲食積

古方藥品考 卷之二 茈胡 二十二

聚。寒熱邪氣推陳致新。【案】此草好生陽地。其根經年不死。氣味苦辛芳散。故善泄利結氣。防表和裏。以治往來寒熱胸脇苦滿。微煩瘀熱等。

【小茈胡湯】傷寒五六日。中風往來寒熱。胸脇苦滿。默默不欲飲食。心煩喜嘔。或胸中煩而不嘔。或渴。云云

【茈胡桂薑湯】傷寒五六日。已發汗而復下之。胸脇滿微結。小便不利。渴而不嘔。但頭汗出。往來寒熱。心煩

【撰品】茈胡有數品。其稱鎌倉樣者。形如鼠尾。皮赭黑色。肉淡褐色。出薩州日州肥州等。又稱三島樣者。形

瘠小皮赭色肉淡褐色生豆州駿州遠州等並爲勝其他南方諸州皆有之形色各不同凡不拘根大小氣味苦芳發而無油臭者可最用或味薟辛有油臭者不堪用又間有舶來形味如鎌倉様而肥大耳又有銀茈胡（根形似沙參色白味淡甘）又有加波良茈胡（根形似茈胡紫黑是救荒委陵菜也）此二種非眞而藥舗販之則有誤用者矣又有南茈胡及雞腿兒等皆根形似茈胡故冒名耳

○茈胡自秋生新苗其葉似瞿麥青紫色至春漸長如竹葉秋岐數枝發小黃花結細子至冬莖葉枯

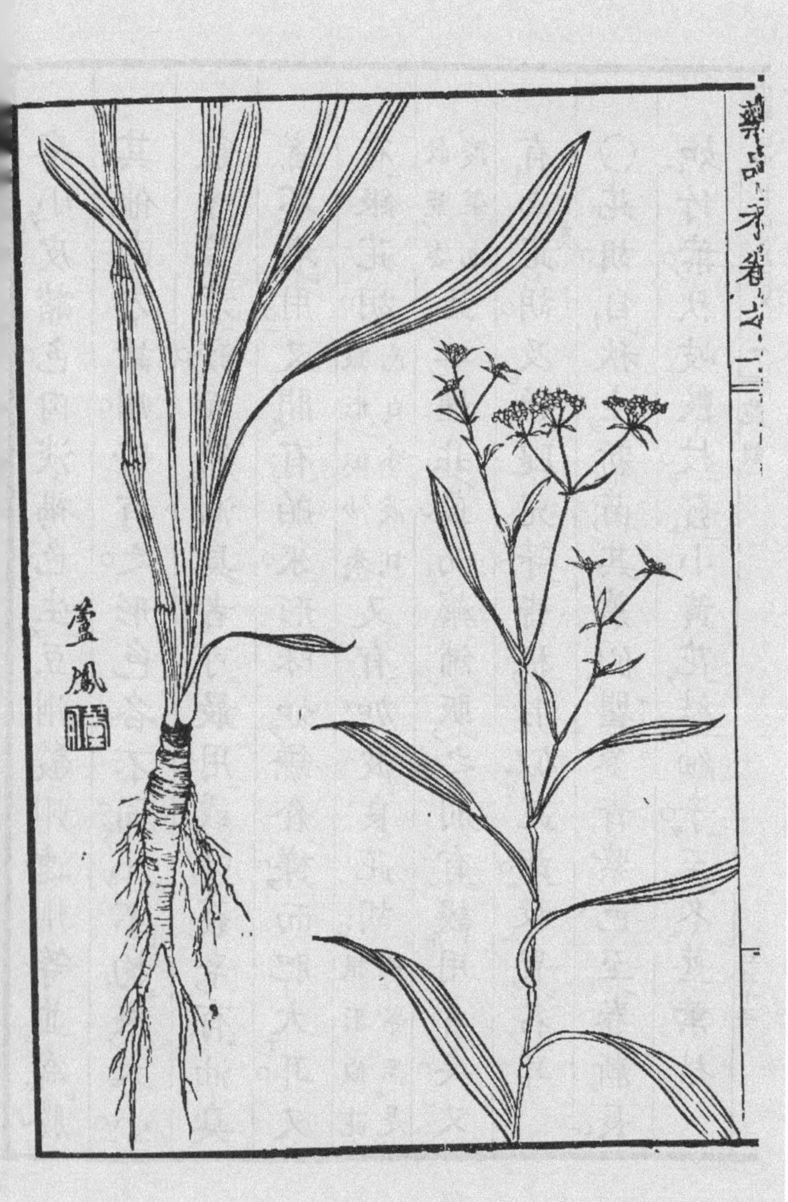
藥品考卷之二

芍藥排否順血固肌。今通名。延喜式エビスグサ。

本經曰芍藥味苦平主邪氣腹痛除血痹破堅積寒熱疝瘕止痛利小便益氣 別錄曰味酸微寒順血脈緩中散惡血去水氣利膀胱大小腸 案其根久在土中能舒長氣味苦收降故善排痞塞順氣血固收肌膚及虛脫以治腹痛攣急及失精等

小建中湯 傷寒陽脈澀陰脈弦法當腹中急痛者云

○虛勞裏急悸衄腹中痛夢失精云

黃芩湯 太陽與少陽合病自下利者云

揀品 芍藥有數品。其採根曝乾者。藥舖稱生乾。所謂赤芍藥是也。今出伊州紀州者爲勝。其皮赤肥大。又出城州和州者。皮淡赤色。凡不拘根大小。其肉白味苦收者俱可用。又採根瀹之。去黑汁曝乾者。稱眞芍藥。所謂白芍藥是也。氣味同上。而溫可入補劑。其皮淡赤色。肉白帶水紅。極堅頗如舶來。故亦稱唐樣。

成無己曰 赤者瀉。白者補。白者收。赤者散。

正字通曰 根曝乾爲赤芍。刮去根皮。蒸乾爲白芍。此說得之。或前人云。根赤白者。隨花紅白者。則非。又間有舶來者形如眞芍藥肥大令人單貴舶來故商人有取眞芍藥之陳久蛀者以僞之者又有宇陀芍藥或呼伊奈加芍非眞其根屈曲皮黑肉白所謂草芍藥是也或刮去其黑皮而作白者亦呼白芍藥與方中之白芍藥不同或有誤認爲上品者貝原篤信謂山中自然生單瓣紅白花者可也是即指草芍藥不可拘泥

生丹州和州農州諸州山谷其苗葉如常品花單瓣有紅白二種

○芍藥春生紅芽作叢莖三枝五葉似牡丹而狹長高一二尺夏開花似牡丹有紅白濃淡數種冬採根

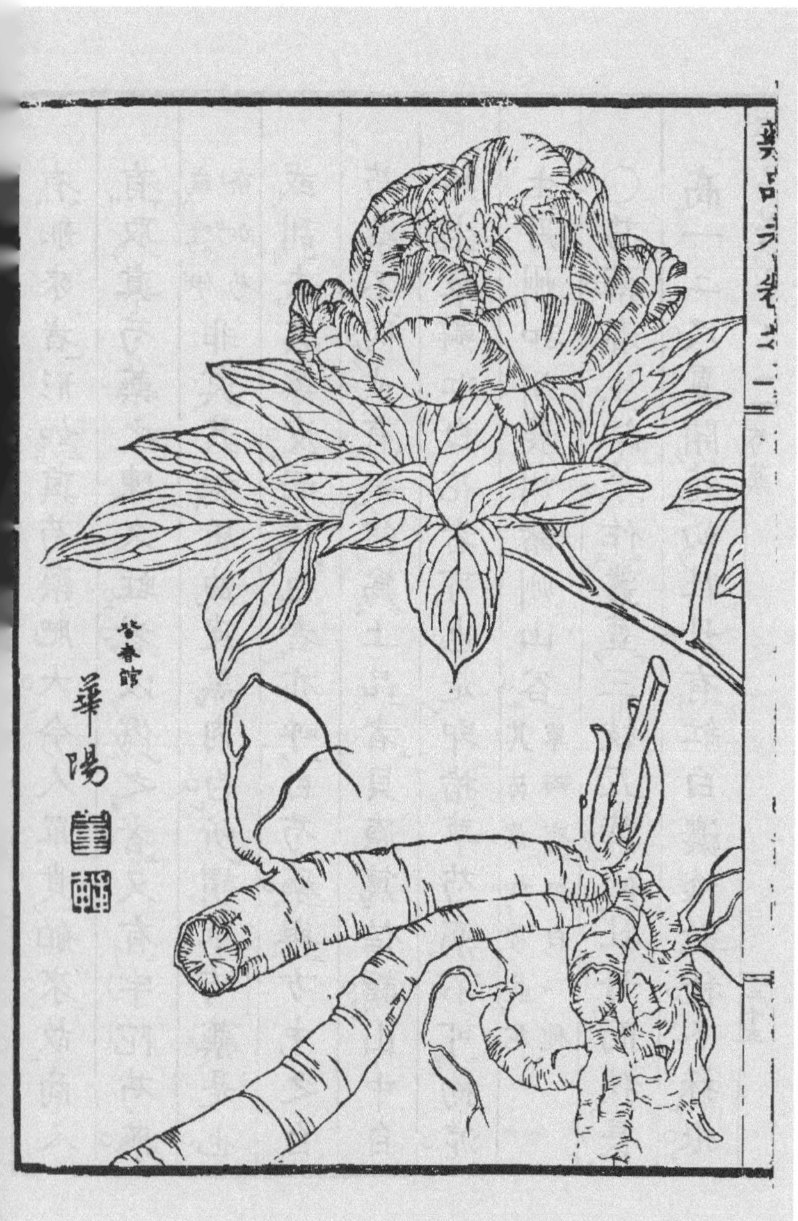
華陽

朮除濕水尿道調利。延喜式ヲケラ。本經一名山薊。一名赤朮。

別錄曰朮味苦温無毒消痰水逐皮閒風水結腫除心下急滿及霍亂吐下不止逢原曰辛烈性温而燥能徑入諸經疎泄陽明之濕案其根堅實爲塊味微苦辛温氣芳烈故能開胃氣瀉濕水令尿道調利古人與茯苓並用以治心下水滿浮腫小便不利等

越婢加朮湯裏水者一身面目黄腫脈沈小便不利故令病水云云

桂枝附子去桂加朮湯其人大便鞕小便自利者云云

撰品 朮。舶來有蒼白二朮。其蒼朮爲勝。形如老薑。皮茶褐色。肉黃赤色。味苦辛芳烈。而多膏。刲貯則生白衣者爲上品。或輕虛少膏者下品。又白朮形如蒼朮。而瘠小作椏。皮褐色。味甘微苦芳香。陳嘉謨所謂雲頭朮是也。邦產亦有數品。稱佐渡蒼朮者。形如舶來。而體重多膏。刲貯則生白衣。氣味苦辛微甘芳烈。爲上品。出佐州。又有唐種蒼朮。形似舶來。而氣味不厚。中品。又有和加根白朮。或呼計豆利白朮。是採蒼朮嫩根。刮去粗皮者。而非白朮。出和州、丹州、信州、奧州。又有唐種白朮。形味與舶來畧同。是享保中。栽漢種者。出和州宇陀。

本經朮一名山薊。山薊即蒼朮。詳于圖經。○今論中。朮之上冠白字。故後人或用蒼朮。或用白朮。而不一歸矣。時珍曰。張仲景辟一切惡氣。用赤朮者是也。赤朮即蒼朮也由是觀之。則仲景氏用蒼朮明矣。

○蒼朮春生苗。莖多白毛。高二三尺。葉似匕頭而堅青綠色。邊有細鋸齒。秋莖端開白花。似小薊花。或有紫赤色者。根如老薑。晚秋苗葉枯。冬月採根。

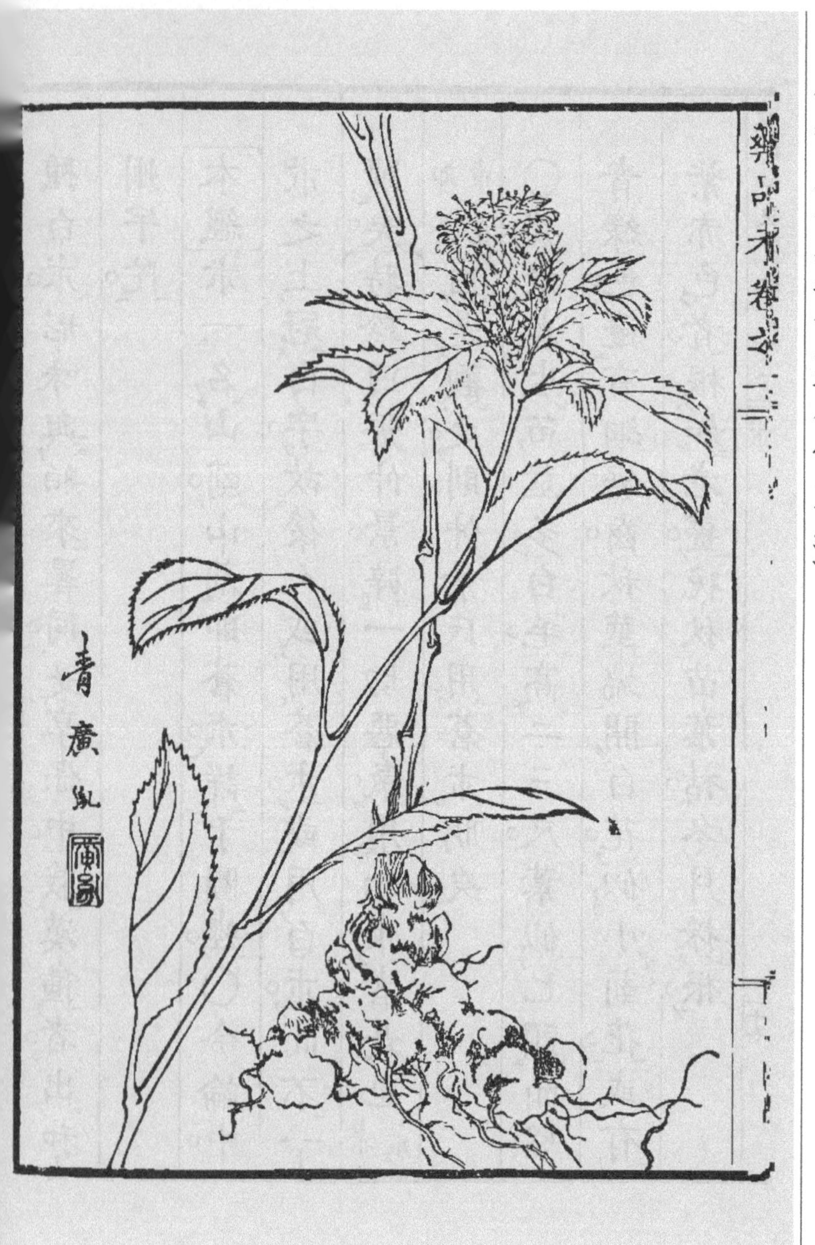
青廣

細辛 溫。裏除痰。利水。今通名ヒキノヒタイクサ。輟耕錄ニ綠鬚姜。

本經曰。細辛味辛溫。主欬逆頭痛百節拘攣。利九竅。

別錄曰。溫中下氣。破痰利水道。開胸中滯結。除喉痺。

案。細辛。生陰溼之地。其根纖細鬚條連綿。不杇氣味。辛溫。芳散而下降。故其能溫裏除痰喘。利水氣。○古人與生薑乾薑。併用奏奇効者多矣。

小青龍湯 傷寒表未解。心下有水氣。乾嘔發熱而欬。○欬而微喘。

桂苓五味甘草湯 去桂加乾薑細辛。以治其欬滿。

撰品 細辛有數種其根細長四五寸白褐色味極辛有秦椒氣者眞藥舖此稱眞細辛出羽州越州等又有稱漢種者根細味厚未出藥舖（其苗如眞細辛葉圓厚）又有舶來者形味與邦產不異（以黑土圍根來）陳久辛味減者勿用又唯呼細辛或呼近江細辛者根粗味亦相似而不同是杜衡而非細辛今花戶稱細辛者亦杜衡也

綱目 引博物志曰杜衡亂細辛自古已然矣又有雙葉細辛及獐耳細辛等皆形味相似冒名耳

○細辛自冬生芽紫青色春出苗葉似蕺菜而形狀

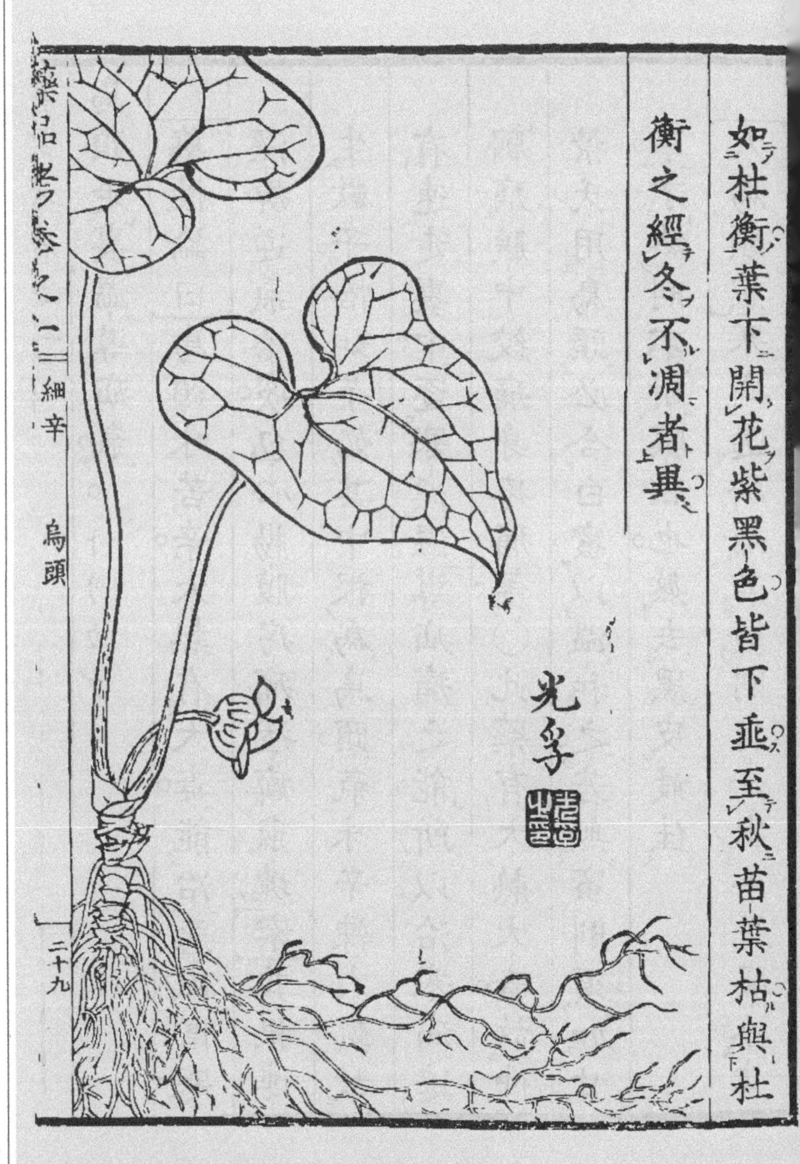

如杜衡葉下開花紫黑色皆下垂至秋苗葉枯與杜衡之經冬不凋者異

烏頭走裏溫導疝氣。トリカブト

藥性論曰烏頭味苦辛大熱有大毒能治惡風憎寒溼痺逆氣冷痰包心腸腹㽲痛痃癖氣塊。案其根連生數子恰如芋奶其中根爲烏頭氣味辛辣大熱故有速走裏中逐寒淫溫導疝痛之能所以治寒疝遶臍痛腹中絞痛身疼痛等○此藥有大熱大毒故仲景氏用烏頭必合白蜜以溫和之若無蜜則須加甘草不然則不耐瞑眩也熬去黑皮最佳。

大烏頭煎寒疝遶臍痛若發則自汗出手足厥冷其

脈沈弦者烏頭湯治寒疝腹中絞痛賊風入攻五臟拘急不得轉側云云

撰品　烏頭舶來者形如蘿白大皮黑肉白者爲上品此生蜀川中者爲勝故曰川烏頭又邦產者稱草烏頭其形如榧實大皮紫色肉白者爲次出羽州佐州諸州山谷亦有之苗呼波奈豆鄧其根瘠小味辛烈秋冬採根竈灰中煨熟者亦可用

○烏頭春生苗葉似益母草而厚滑澤莖漸長三四尺仲秋開紫花作穗如伶人冠狀故名冬莖葉枯而收根

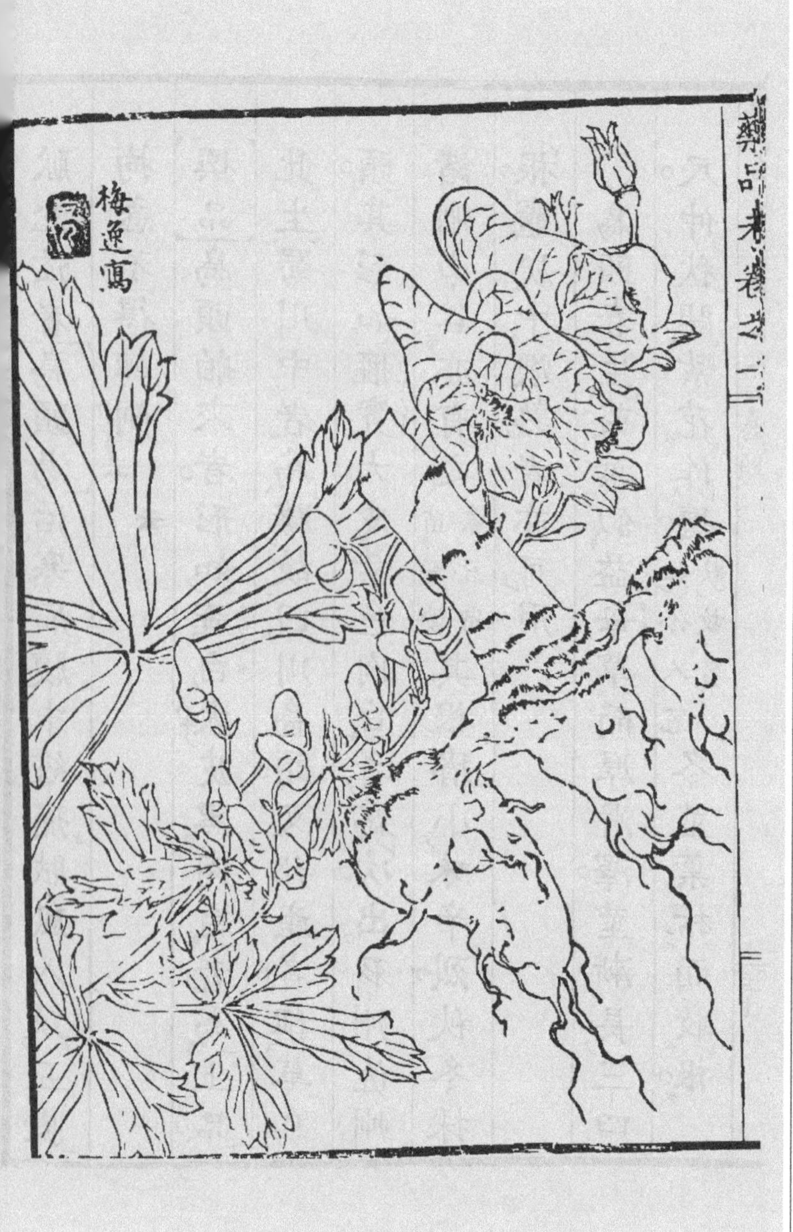
梅逸寫

附子。達肢。溫經。療痿。今通名

本經曰附子。味辛溫。有大毒。主風寒欬逆邪氣。溫中。破癥堅積聚血瘕。寒溼踒躄拘攣膝痛。不能行步。

案附子。即烏頭之枝。故宜達四肢。氣味辛大溫。故能溫經脈。通氣血。以療痿躄。及骨節疼痛。手足厥冷等。

四逆湯 大汗出。熱不去。內拘急。四肢厥。○下利厥逆。而惡寒者。

桂枝加附子湯 太陽病發汗。遂漏不止。其人惡風。小便難。四肢微急。難以屈伸者。

天雄主治畧同附子。

天雄散 此證闕。案此方，列桂枝加龍骨牡蠣湯之後，是必與前方而難愈者，抵當用此方之義乎。

撰品 附子舶上者。小大混來，大者如雞子，小者如蘿白。其大者。以十六七枚或二十三五枚滿一斤者，爲最上。藥舖此呼本十六。又擇形肥豊。無角者，爲天雄。太抵不拘大小。充實肉白者俱可用。又邦産稱白川附子。或呼真附子。形味與舶來同而駿烈。肉白帶黯色。與舶來肉白帶淡赤者少異。出奥州羽州信州和州等

○烏頭附子新採者。氣味猛烈。故以鹽醃之。以灰收之。其如舶上者。經年自温良。如邦産者。或有新而未

成熟者。故易瞑眩。用時須炮製。有訣○或有以附子經煉製。言不足用。而但用烏頭代此者。是不知其功用之妙者也。夫仲景氏建烏頭湯。附子湯之二方。其治法各異。蓋烏頭者。在其中央。故主腹中絞痛及寒疝遶臍痛。附子者。在其枝。故主手足逆冷。及四肢微急。難以屈伸。所以四逆證皆用附子。而不用烏頭也可觀古人用意之精微焉。

○此藥自古多品目。其母根爲烏頭。至冬其傍生者爲附子。連附子而生小子者。爲側子。其小者爲漏籃子。又獨生大者。爲天雄。又有兩岐。如嘴形者。爲烏喙。總是一物。而有異同。○方書中有熟附子。黑附子。白附子。其熟附謂炮製。黑附指皮色。但白附即別種。形似川烏頭。皮灰色肉白。有香附子氣。今充比女宇豆。不穩。

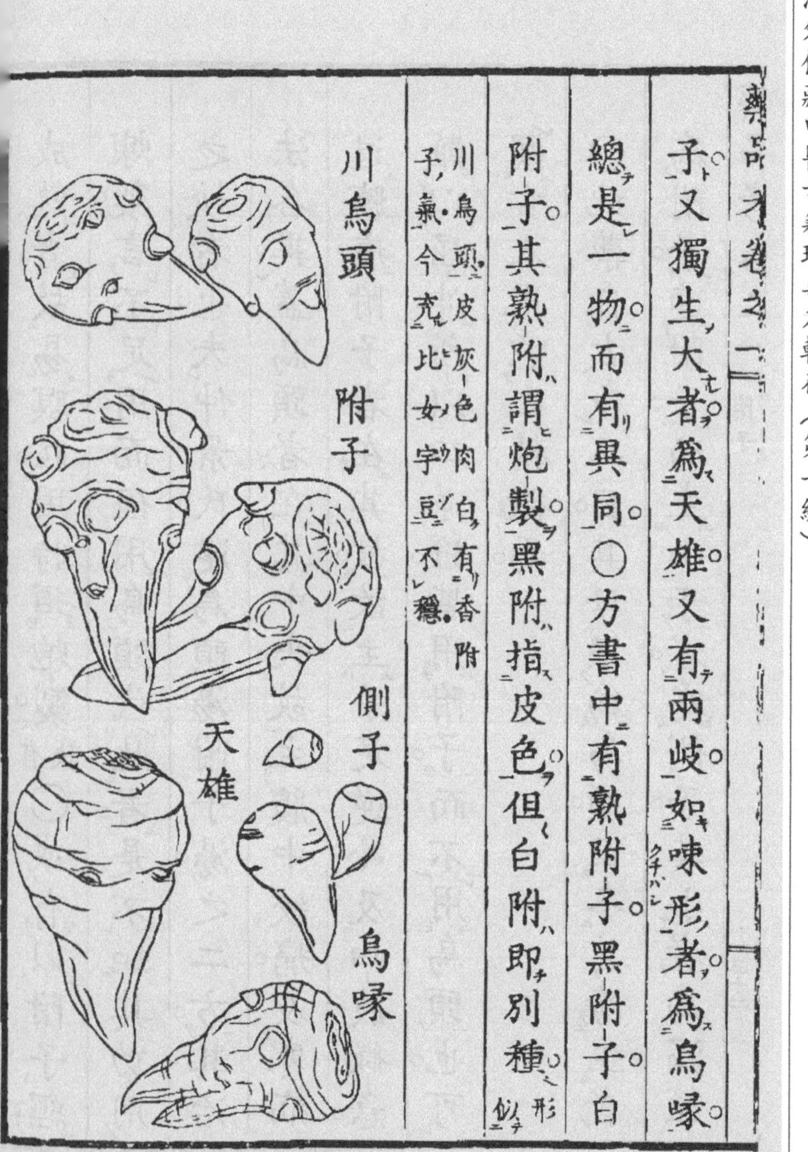

巴豆破痞蕩滌腸胃。通名。一名單兵。

本經曰巴豆味辛溫。主傷寒溫瘧寒熱。破癥瘕結聚堅積留飲痰癖大腹水脹。蕩練五雜俎。作蕩滌五臟六腑。開通閉塞。利水穀道。去惡肉。

案巴豆產南方極熱之地。其子多脂。味辛辣大熱有毒。故其能破痞閉。蕩滌腸胃中癖毒。或貼肌膚則去惡肉瘡毒。其善用者活人。不善用者害人。不可不詳也。用時去皮研為泥服者須忌冷物。或苦吐利者。飲冷水及冷粥則立止。

走馬湯治中惡心痛腹脹大便不通。

備急圓主心腹諸卒暴百病若中惡客忤心腹脹滿卒痛如錐刺氣急口禁云云

撰品巴豆舶來唯一種其重實多脂者可最用或投水輕浮者是空慤不可用又邦產今薩州有之與漢產無別未出藥鋪

○巴豆木高丈餘葉似梧桐互生無毛茸嫩葉帶黃赤經冬不凋酷惡霜三月新枝上出穗發小黃花夏結實作房類蓖麻而無刺每房在三子頗如蓖麻子而無斑文

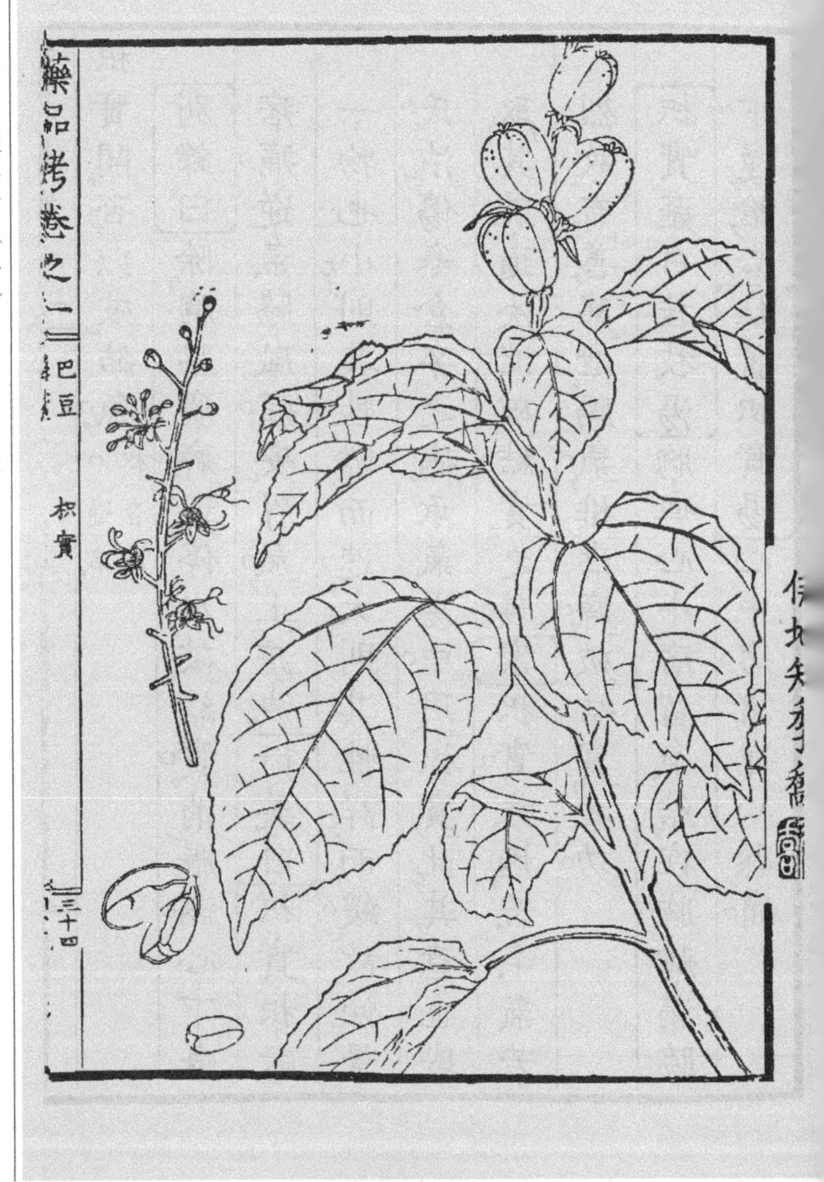
藥品考卷之一
巴豆
枳實
三十四

枳實開否以破結氣。通名。枳音岐。

別錄曰 除胸脇痰癖，逐停水，破結實，消脹滿，心下急痞痛，逆氣，脇風痛，安胃氣，止溏洩。

衍義曰 枳實、枳殼一物也。小則其性酷而速，大則其性詳而緩。故仲景氏治傷寒倉卒之病，承氣湯中用枳實，此其意也。皆取其疏通決泄破結實之義。

案 枳實味極苦辛，氣芳烈，故有善降泄膈氣、排痞癖、破結實之功。

枳實薤白桂枝湯 胸痺心中痞留，氣結在胸，胸滿，脇下逆搶心。

桂薑枳實湯 心中痞，諸逆，心懸痛。

撰品 枳實舶上小大混來其小者如無患子或如黑豆藥鋪此呼茶實樣其大者剖分肉反張如碁子大瓢小薰色皮厚青黑色味苦辛者爲上品又有朝鮮產形色如漢產味亦畧同爲次又邦產有小大優劣形味如漢產者有之商人僞呼朝鮮枳實或呼唐種出薩州日州豐州等凡九州產多臭橙（其枝葉花實與枳實相似）又有享保中所傳之漢種土人以回青橙香橙及柚未熟者贋枳實者不少如臭橙回青橙者與枳實髣髴香橙及柚者瓢不實苦味薄總稱和枳實不堪入

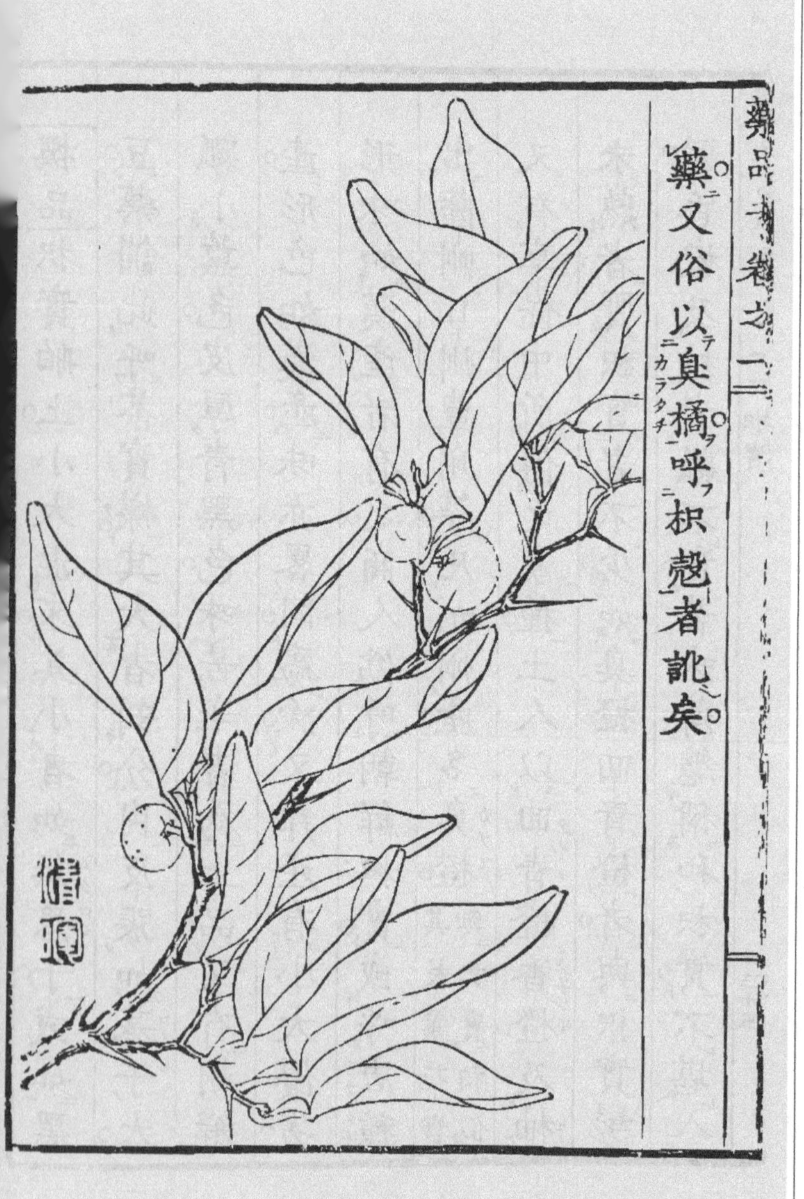

藥品手鑑卷之二

藥。又俗以臭橘呼枳殻者訛矣。

圖經曰 枳如橘而小高五七尺葉如橙多刺春生白花至秋成實又曰七八月採者爲實九十月採者爲殻至冬黃熟酸苦不可食

橘皮健脾靖降逆氣 ○シラワカウジ

本經曰 橘皮味辛溫主胸中瘕熱逆氣利水穀

別錄曰 主脾不能消穀氣衝胸中吐逆霍亂 案 其爲果精氣皆在于皮專主行脾肺之氣氣味苦辛芳發故其能降泄逆氣仲景氏與生薑併用以治乾嘔吃逆氣塞等○脩治須去白膜剉用

藥品考卷之一

橘皮湯 乾嘔噦。若手足厥者。橘皮竹茹湯 噦逆者。

橘枳薑湯 胸痺。胸中氣塞短氣。

撰品 橘皮有數種。其黃橘爲佳。形如乳橘。肌細色黃。味苦辛芳發者眞。本出遠州白輪。今紀州有田和州間有之。藥舗以乳橘及包橘充橘皮。又以蜜柑皮通呼陳皮。方書所謂陳皮。即陳橘皮。而乏則柑皮亦可用。其新色黃赤肌不粗味苦辛芳散者可。或泥陳字偏貴陳久者誤。案陳者。非舊古之謂。當指其熟成者。猶陳人與古人之別。又舶來有橘皮。有柑皮。與邦產同。陳久辛味薄者。勿用。又舊舶有橘皮形如香橙皮大爲十字切其肌細美色黄氣味具者可用○論中止曰橘皮後世方中有陳皮橘紅紅皮青皮等藥目都是一物異名狀耳槩用成熟者唯青皮取其未熟者今所出青皮即皆柑皮是柑樹結實甚多土人及其未熟之時採之以爲青皮十字切曰四花青皮又有朱橘綠橘沙橘山橘枸橘等其他橘柚之種類甚多皆不入藥用

圖經曰橘高一二丈葉與枳無辨刺出於莖間夏初生白花六七月而成實至冬而黄熟乃可啖

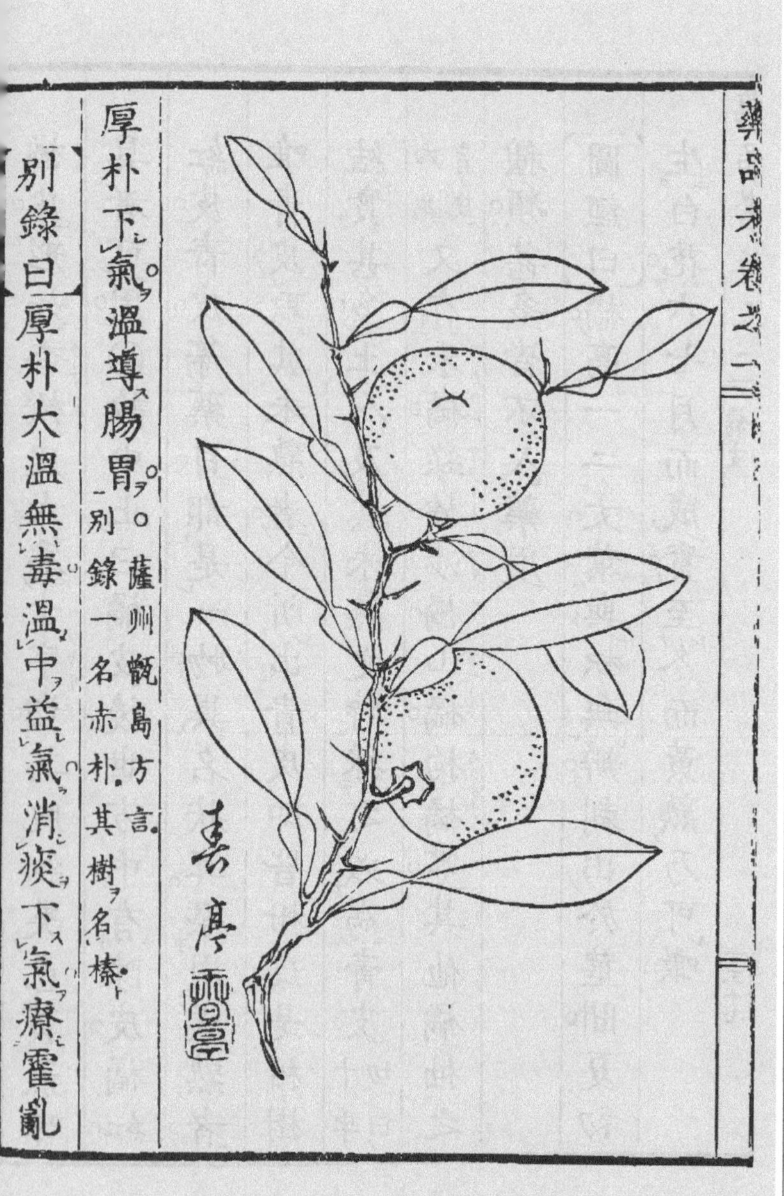

厚朴下氣溫導腸胃。薩州甑島方言。別錄一名赤朴。其樹名榛。

別錄曰厚朴大溫無毒溫中益氣消痰下氣療霍亂

及腹痛脹滿胃中冷逆胸中嘔不止去留熱心煩滿厚腸胃藥性論曰味苦辛大熱能主療積年冷氣腹內雷鳴虛吼宿食不消除痰飲去結水破宿血消化水穀止痛大溫胃氣案其爲物積年其精力尚厚氣味苦辛溫而下降故有下逆氣疏瀉腸胃間宿滯之能大明曰去粗皮用薑汁炙或浸炒過用

桂枝加厚朴杏子湯喘家作桂枝湯加厚朴杏子佳

大承氣湯其身必重短氣腹滿而喘有潮熱者云云

撰品厚朴有數種今稱甑島者佳而品有甲乙大抵

粗皮厚皺如鱗裏面有縦皺紫黑色膩潤爪之易鈌味微苦辛烈者爲良品原始所謂紫油厚朴是也又裏面紫赤色滋味不厚者次之出薩州川邊及也久島又有稱古渡者藥舖呼五萬斤是寛政年間所來舶雖眞物而氣味既脱失不堪用又近載來者有厚樣薄樣二種其厚樣粗皮白裏面黑味淡薄爪之如苧其薄樣如楊梅皮味輕薄俱無辛味皆贋物也今人妄貴舶來而不知其贋物者有之悲夫又今俗以滓爛羅勒皮通爲和厚朴丹州若州紀州及諸州出之商人

有以其皮厚相似者偽呼薩摩厚朴或呼唐樣者不可不辨蓋絶舶來已五十餘年代用之以浮爛羅勒亦久矣故今人誤認而不知其真物者多有之

○薩州厚朴高數丈徑一二尺春生葉如浮爛羅勒而莖紫色立夏開花似辛夷而帶水紅謝後結青實皮外白極鱗皴而厚裏紫黑色味苦辛烈者是也

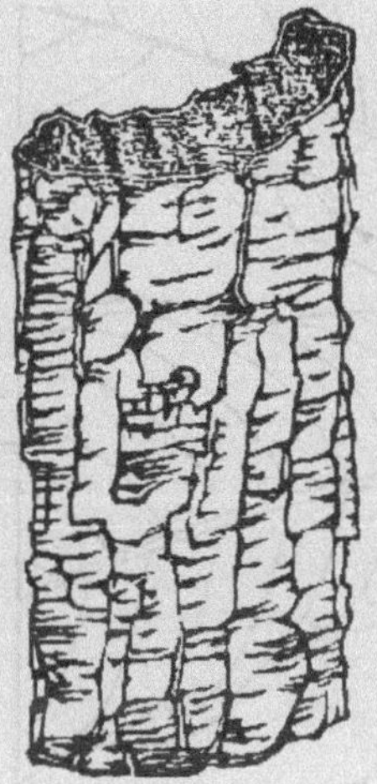

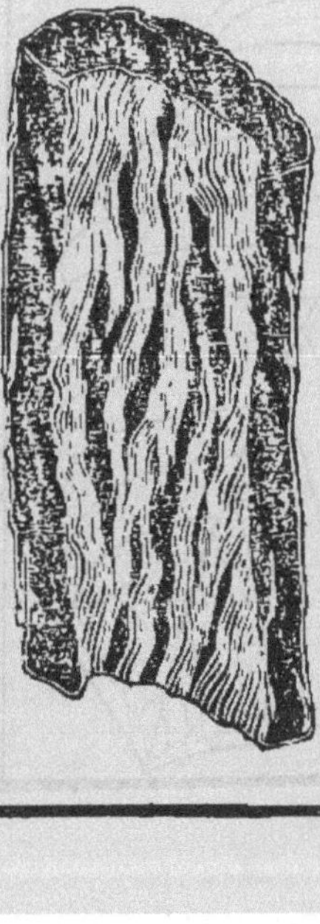

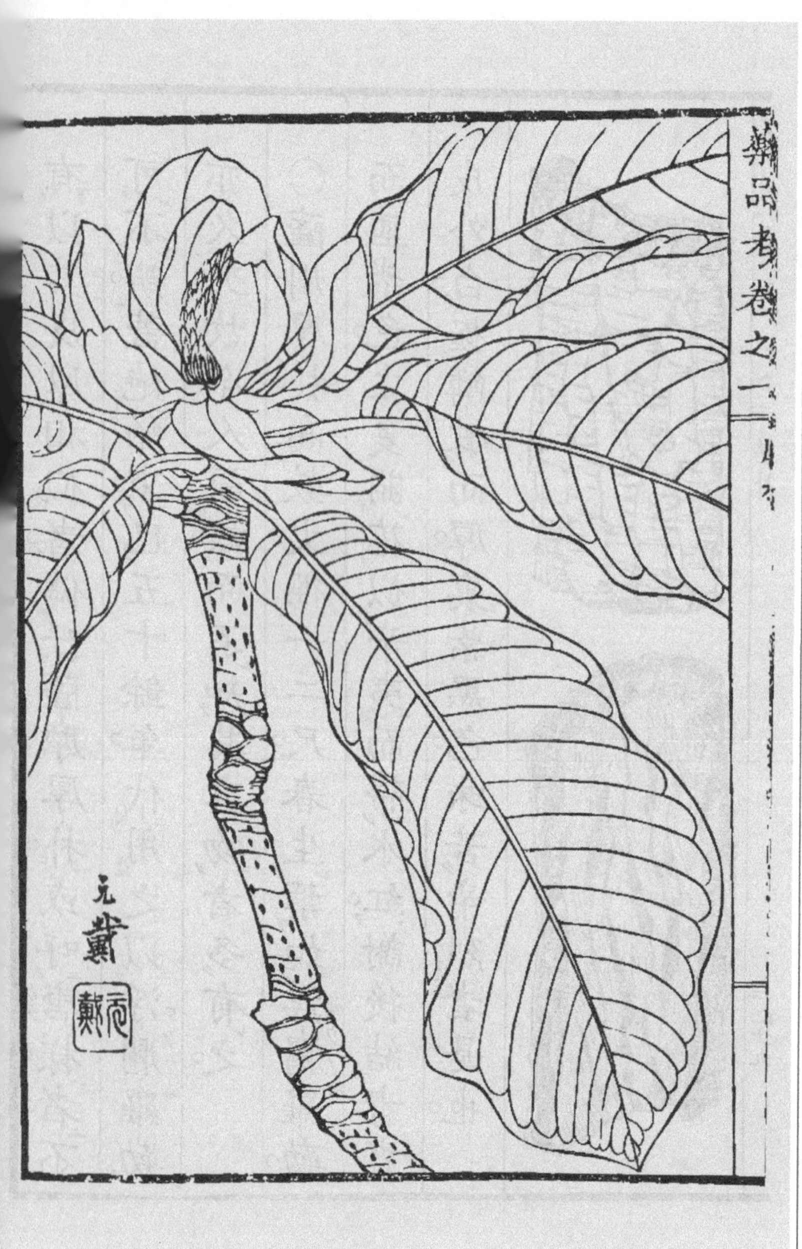
藥品考卷之一
元薫
元薫

芫花泄利痰飲畜水。○テウジサクラノ花

別錄曰芫花味苦微溫有小毒治胸中痰水喜唾水腫五水在五臟皮膚及腰痛下寒毒肉毒

案其花味甘辛溫有毒而下降故其能泄利痰飲及畜水

十棗湯太陽中風下利嘔逆表解者乃可攻之其人漐漐汗出發作有時頭痛心下痞鞕滿引脇下痛乾嘔短氣云云○夫有支飲家欬煩胸中痛者

撰品芫花邦產唯一種其形細長三分許淡紫色味苦辛者眞古說以鼠麴草花贋之云今無之

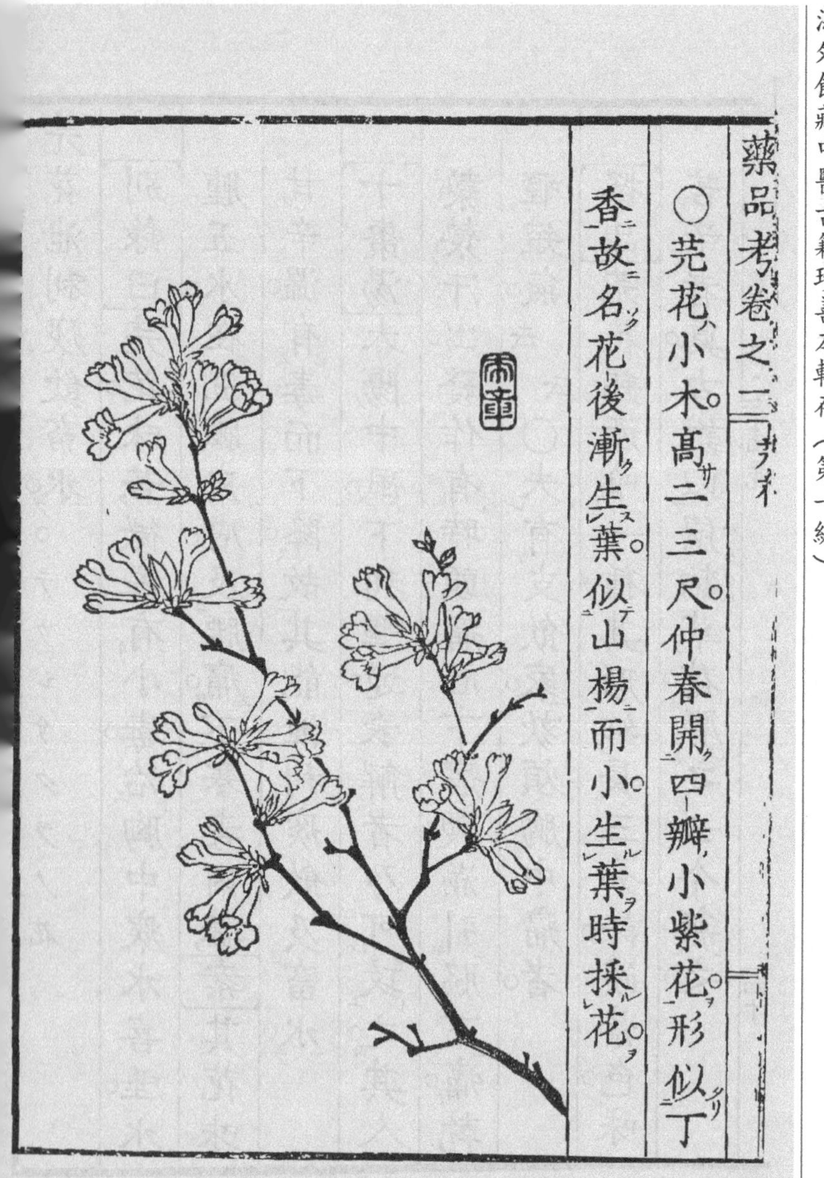

藥品考卷之二

○芫花小木高二三尺。仲春開四瓣小紫花。形似丁香。故名。花後漸生葉。似山楊而小。生葉時採花。

蕘花利水。芫花不異。一名黃芫花。キカンピ。

本經曰蕘花味苦辛寒。主傷寒溫瘧。下十二水。破積聚。蕩滌腸胃中留癖

案其味甘辛。利水之能。與芫花不異。

小青龍湯加減法若微利者。去麻黃加蕘花。

撰品蕘花。形如芫花而小。色黃者是。又有白花者。生攝州播州等。未出藥舗。以芫花代用之最可。

○蕘花。小木高二三尺。春生葉。枝葉都似芫花狀而六月每枝梢開黃花。亦似芫花而齊小。

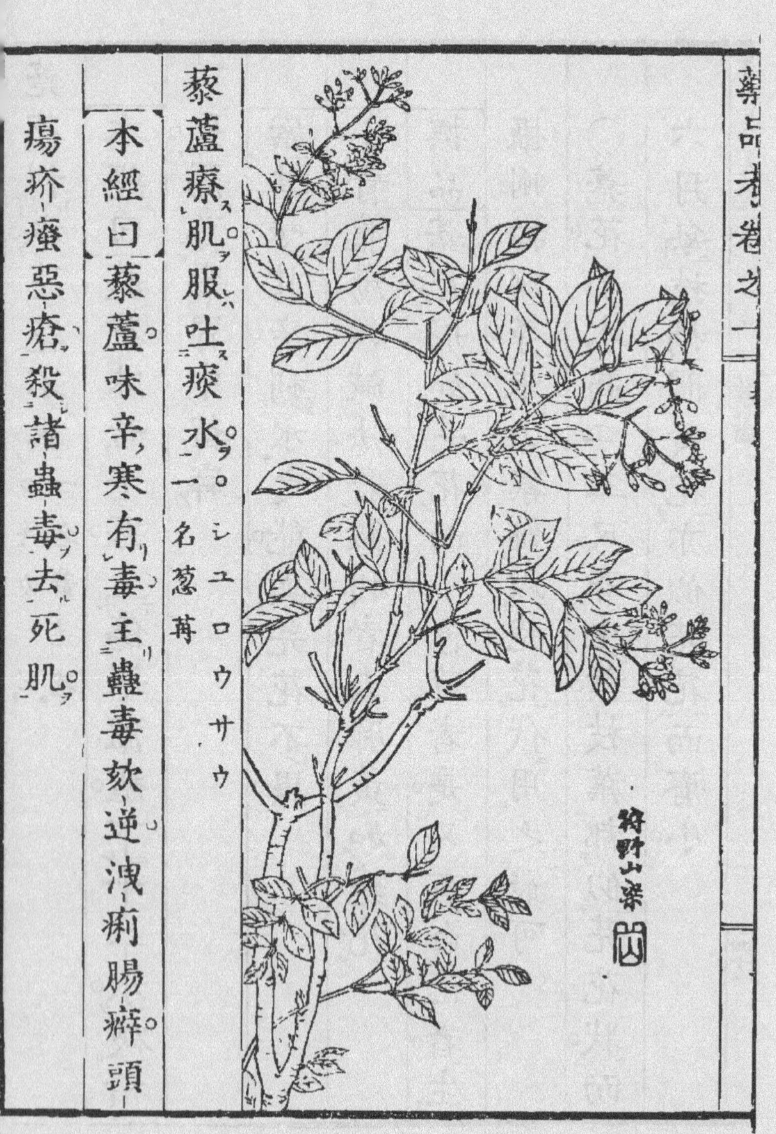

藜蘆療肌服吐痰水。シユロウサウ

一名葱苒

本經曰藜蘆味辛寒有毒主蠱毒欬逆洩痢腸澼頭瘍疥瘙惡瘡殺諸蟲毒去死肌。

藜蘆甘草湯 病人常以手指臂腫動此人身體瞤瞤者。此方闕近方 **簡要濟衆** 治中風不省人事牙關緊急者藜蘆一兩濃煎防風湯浴過焙乾碎切炒微褐色搗為末每服半錢温水調下以吐出風涎為効

撰品 藜蘆有二三種其形似青葱莖而有毛紫黑色者眞。**釋名** 所謂葱管藜蘆是也又蒜藜蘆苗葉似萎蕤而肥大夏開白花六瓣不入藥用今藥舖販者此萬年青根非眞

○葱管藜蘆春生芽葉似初生棕櫚而長有縱文莖本有毛如棕竹裹莖夏中心抽一莖二三尺岐枝開花六瓣紫黑色花後結實

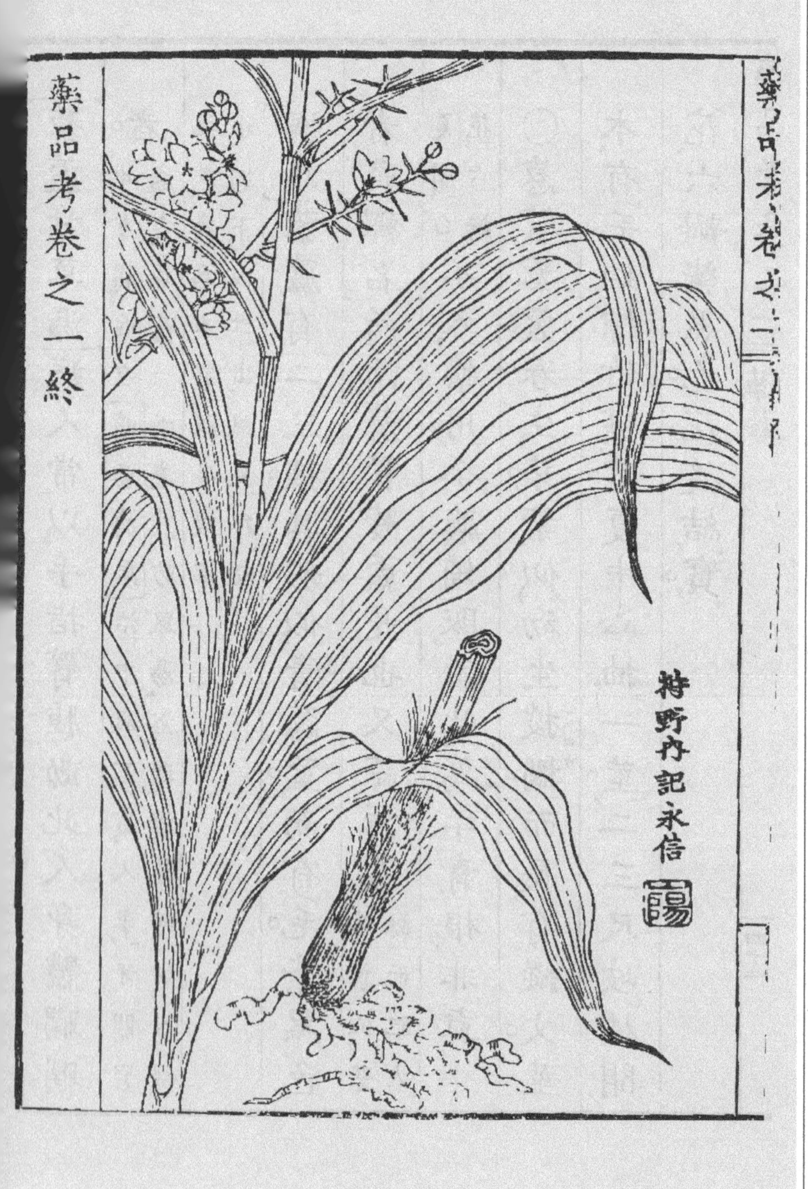
藥品考卷之一終

狩野丹記 永信

藥品考卷之二目次

藥品考卷之二

古方藥品考卷之二

平安　內藤尚賢剛甫　著
東都　生島泰良伯義　挍

葶藶主治喘滿短氣。イヌナヅナ

本經曰葶藶味辛苦寒主癥瘕積聚結氣破堅逐邪通利水道

案其味辛苦故能治痰喘欬逆水氣

牡蠣澤瀉散大病差後從腰以下有水氣者

葶藶大棗瀉肺湯肺癰胸滿脹一身面目浮腫鼻塞清涕出不聞香臭酸辛欬逆上氣喘鳴迫塞

擇品葶藶有甜苦二種。衍義曰經既言味辛苦即甜者不復更入藥也大槩治體皆以行水走泄爲用蓋取苦泄之義也而苦葶藶自往昔絶舶來邦產無之今藥舖稱甜葶藶者粒極細黃赤色味淡甘此薺子或菥蓂子也又稱苦葶藶者粒似蕓薹子不圓味微苦此救荒遏藍子也並非眞余以白芥子代用之最有効又甜葶藶苗有大小二種未出藥舖

○甜葶藶自冬生苗葉似薺而小有微毛至夏抽莖三五寸發小黃花漸次結綠莢扁如胡瓜子形其子

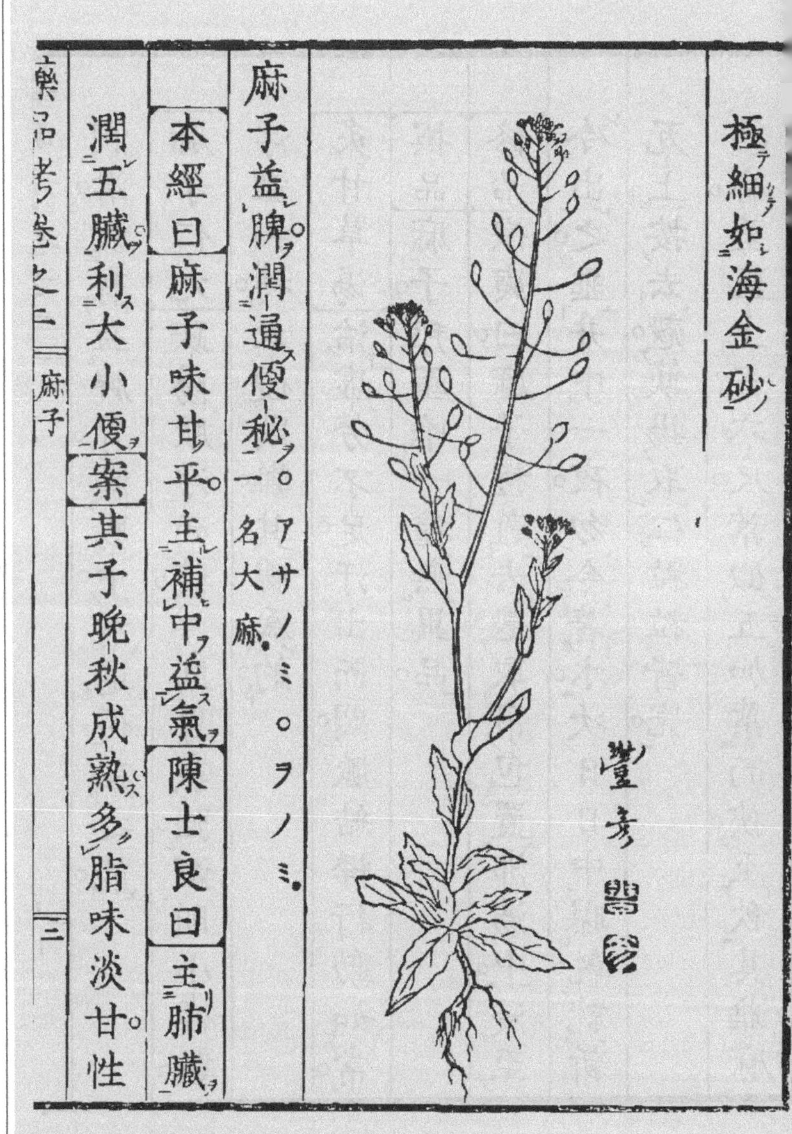

麻子益脾潤通便秘。アサノミ。ヲノミ。一名大麻。

本經曰麻子味甘平。主補中益氣。陳士良曰主肺臟潤五臟利大小便。案其子晚秋成熟多脂味淡甘。性潤滑。故有益脾胃。潤腸中。滑通便秘之能。

麻子仁丸 趺陽脈浮而濇。浮則胃氣強。濇則小便數。浮濇相搏。大便則難。其脾爲約。

炙甘草湯 治虛勞不足。汗出而悶。脈結悸。行動如常。

撰品 麻子。邦産唯一種。無異品。

修治 宗奭曰。麻子極難去殼。取帛包置沸湯中。浸至冷出之。垂井中一夜。勿令著水。次日日中曝乾。就新瓦上挼去殼。簸揚取仁。粒粒皆完。

○麻莖直上。五六尺。葉似五加葉而狹。至秋。其雌麻

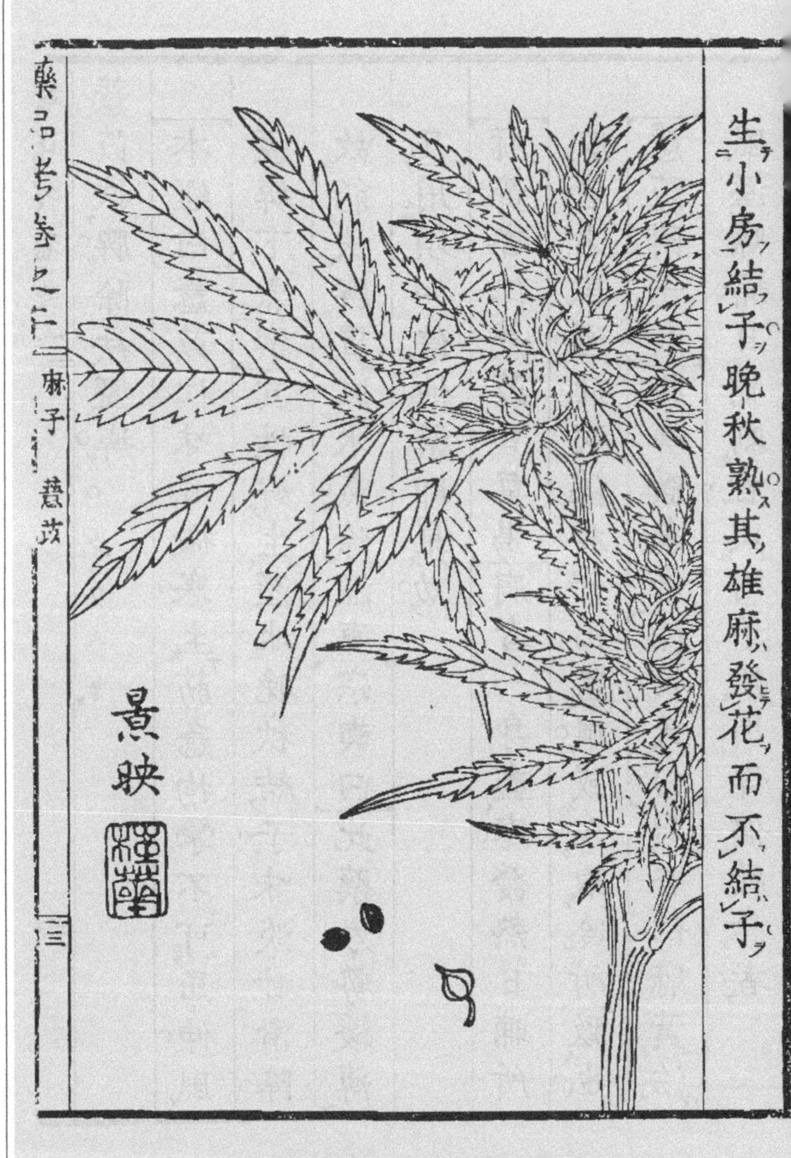

生小房結子晚秋熟其雄麻發花而不結子

景映

藥品考卷之二　麻子　薏苡　三

薏苡扶脾除祛溼痹。タウムギ

本經曰薏苡仁味甘微寒主筋急拘攣不可屈伸風溼痹下氣案其性好生溼地晩秋結子味淡甘滑降故能扶脾胃瀉水氣除溼痹宗奭曰此藥力勢緩薄凡用須加倍他藥即見効

麻黄杏仁薏苡甘草湯病者一身盡疼發熱日晡所劇者名風溼此病傷於汗出當風或久取冷所致也

薏苡附子散胸痹緩急者仲景氏曰與杏仁麻黃治風溼燥痛日晡劇者與附子治周痹偏緩急者

据品 薏苡子。形如川穀而殼薄易脫者眞。其仁似麥粒而扁大。藥鋪去其褐衣者。稱白樣爲上品。又不去褐衣者。稱赤樣。或呼麥樣。倶可用。出城州和州等。又川穀。形似薏苡而扁。其殼堅仁亦相似易混。或指川穀爲薏苡者非。又檊珠。形類川穀而圓大。有縱皺。俗貫以爲念珠。雷斆所言穮米是也。

○薏苡春生苗。莖高三四尺。葉長狹如川穀狀。夏開黃白花。作穗。至秋結綠實。熟者淡褐色。亦似川穀而殼甚薄易脫。

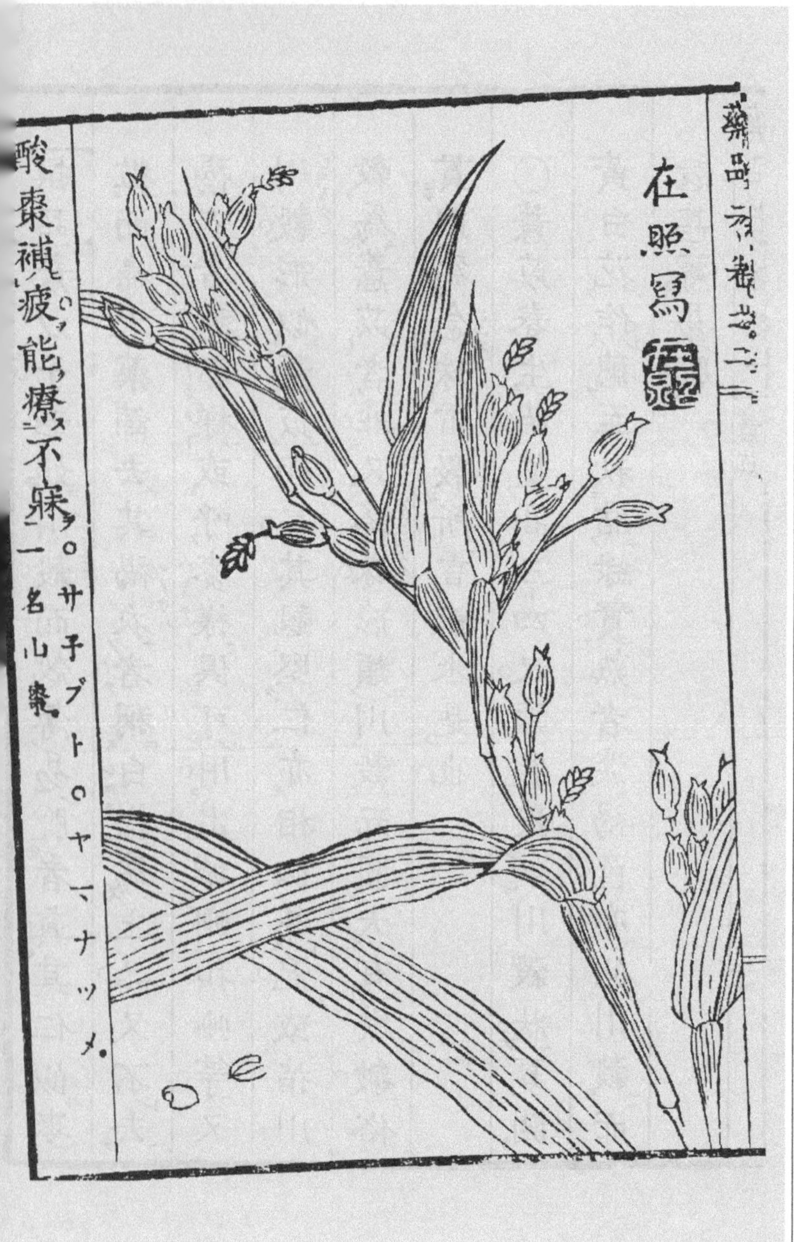
藥品彙考之二
在照寫
酸棗補疲能療不寐。サネブト。ヤマナツメ。一名山棗。

本經曰酸棗味酸平主心腹寒熱邪結氣聚四肢酸疼溼痺別錄曰心煩不得眠臍上下痛血轉久洩虛汗煩渴補中益肝氣堅筋骨助陰氣案其肉味酸收其仁味淡甘質滋潤故能補虛疲滋煩渴以治不寐

聖惠方曰膽虛不眠寒也炒香爲末云云

酸棗仁湯虛勞虛煩不得眠

撰品酸棗仁舶來唯一種形如大棗仁而扁圓者真又稱和酸棗者是大棗仁而其氣味形狀甚相近若乏則可用又有傳栽漢種者未出藥鋪

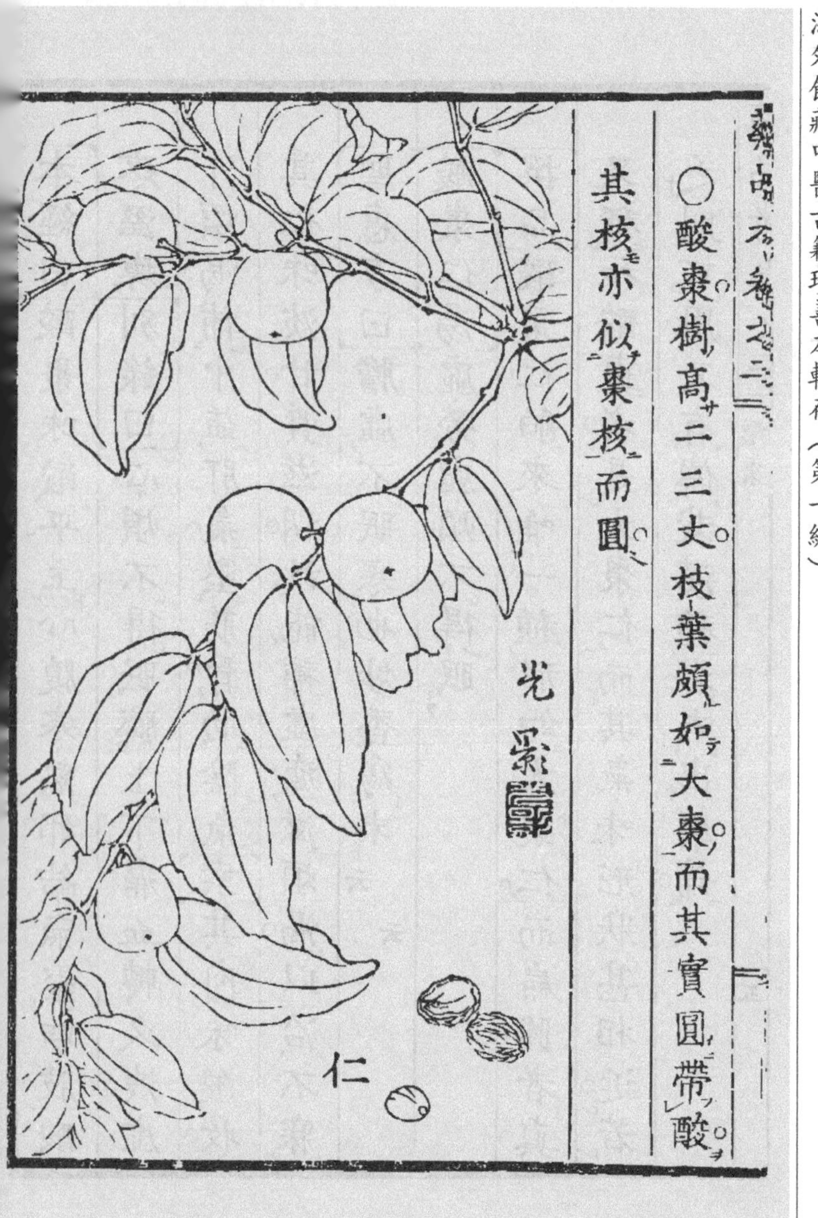

○酸棗樹高二三丈。枝葉頗如大棗。而其實圓帶酸。

其核亦似棗核而圓。

大棗保胃溫和駿劑。ナツメ。

本經曰大棗味甘平主心腹邪氣安中養脾平胃氣通九竅補少氣少津液身中不足大驚四肢重和百藥。案其味甘溫滋潤故專保養脾胃調和駿藥。

黃芩湯太陽與少陽合病自下利者。十棗湯太陽中風下利嘔逆云云。葶藶大棗瀉肺湯肺癰喘不得臥

案此三方用大棗以保養胃氣止利且令耐駿劑也

撰品大棗邦產有二品其形橢圓者呼末留様又形少長核大者呼奈雅様下品。商人取仁為酸棗者出城州和州

攝州等凡紫赤色形圓肥大味甜滋潤可食者佳今
唯貴正赤者是故土人採其半熟者製之其色極赤
肉爆不潰此潤少味不甜者不堪用此物宜家製其
生時形圓肥豐核小味甘美者取之先日曝而令赤
灌沸湯復曝乾收用又間舶來有之形長兩頭尖皮
赤細皺滋味薄者下品
○大棗木高二三丈至夏生芽故俗呼奈都女葉似鳥藥而
薄有光澤五月發小綠花結圓實晚秋熟水綠色生
赤斑大者寸許

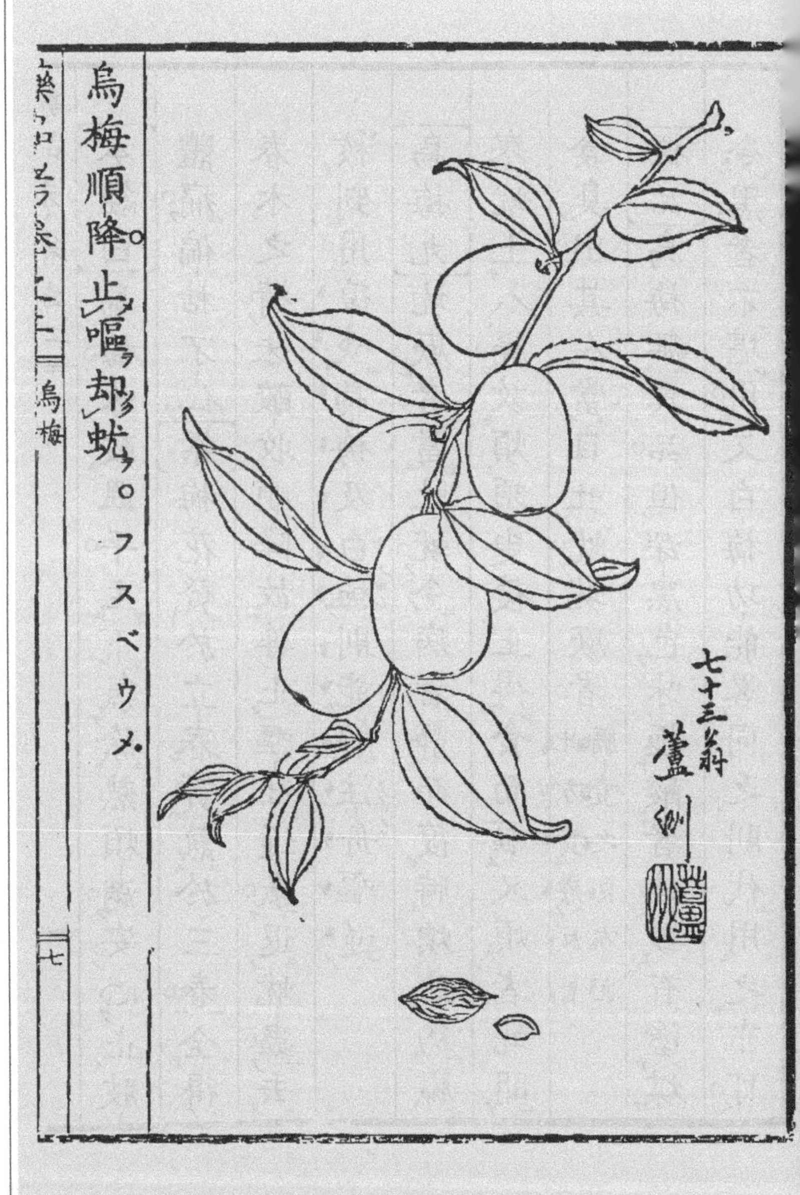
烏梅順降。止嘔却蚘。
フスベウメ。
七十三翁
蘆洲
烏梅
七

本經曰烏梅味酸溫平主下氣除熱煩滿安心止肢體痛偏枯不仁

案　梅花發於立春實熟於三春全得春木之精味酸收順降故善止嘔吐逆氣退蚘蟲去核剉用復咳烏梅及白梅則能解注舟嘔逆

烏梅丸　蚘厥者當吐蚘令病者靜而復時煩此爲臟寒蚘上入膈故煩須臾復止得食而嘔又煩者蚘聞食臭出其人當自吐蚘蚘厥者（此方實療反胃膈噎之良方也）

撰品　烏梅無異品但深黑色味極酸者佳或有塗煤令黑者不堪用又白梅功能畧同之則代用之亦可

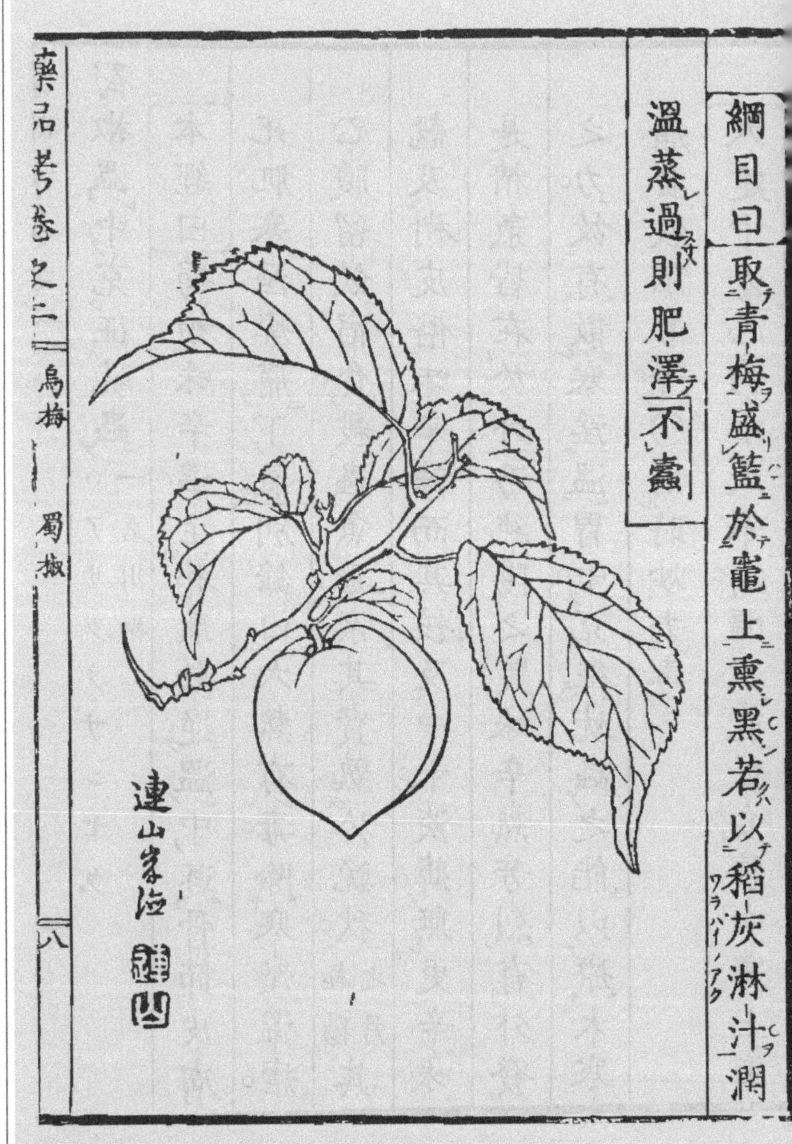

綱目曰取青梅盛籃於竈上熏黑若以稻灰淋汁潤

濕蒸過則肥澤不蠹

藥品考卷之二　烏梅　蜀椒　八

蜀椒溫中克征蚘蟲。アサクラサンセウ。一名川椒。

本經曰蜀椒味辛溫主邪氣欬逆溫中逐骨節皮膚死肌寒溼痺痛下氣別錄曰大熱有毒除寒溼溫瘧心腹留飲宿食殺蟲魚毒案其實熟於晩秋極陽之月其殻及樹皮皆味辛辣而其核及中木淡薄無更辛味是精氣皆在於外乃純陽之質味辛熱芳烈有外發之力故有散寒淫溫胃中克征蚘蟲之能以療大寒痛食穀不和等○用時炒去毒

大建中湯心胸中大寒痛嘔不能飲食腹中寒上衝

皮起出見有頭足。上下痛。而不可觸近。

椒目下降利水腸中。サンセウノ種。

已椒藶黃丸腹滿口舌乾燥。此腸間有水氣。

撰品 蜀椒生支那蜀川者為勝。故曰蜀椒。又曰川椒。今稱淺倉山椒者與此同。出但州淺倉故名。丹州亦有之。其粒與秦椒同而粗。凡裏面白。氣味辛香者良。或隔年氣味脫者不堪用。其核名椒目。又秦椒氣味功用甚相近。若乏則代用。亦可。又有竹葉椒。崖椒。此二種不入藥用。

○蜀椒高五七尺其枝葉花實都如秦椒而微刺其實大倍秦椒秋熟紫赤色

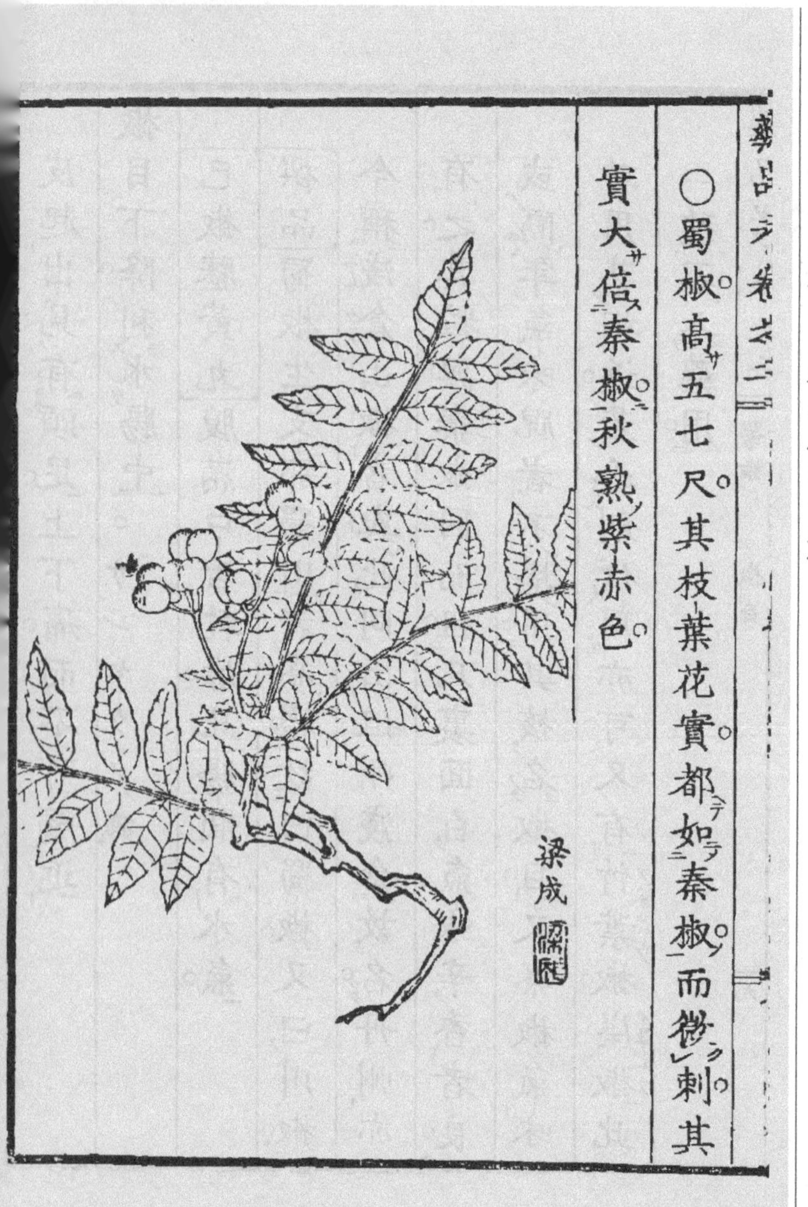

茯苓生津又瀉逆滿。今通名。マツホド。

【本經曰】茯苓味甘平無毒主胸脇逆氣恐悸。心下結痛。寒熱煩滿欬逆口焦舌乾。利小便。【別錄曰】止消渴胸中痰水。水腫淋結。【案】松樹四時不凋長生不枯者。其精液凝結于土中。化成茯苓。氣味淡甘。質潤降。故能生津液。止消渴。又能瀉痰飲宿水。嘔逆煩滿等。

【苓桂朮甘湯】心下逆滿。氣上衝胸。起則頭眩。云云 ○ 心下有痰飲。胸脇支滿目眩。

【茯苓飲】治心胸中有停痰宿水。自吐出水。云云

撰品 茯苓邦產爲佳諸州山谷皆有之其大者至一二斤皮黑色土人刮去皮自有淡赤白色二品或片之或方剉之凡色白充實者爲上品其赤黯色虛軟者下品 本經 無赤白之分 陶弘景 以來分赤白謂赤入血分白入氣分是牽合爲配耳余謹試之赤白相同無異其功專在生津瀉水滿矣

○茯苓山中古松爲人斬伐其精氣下降凝結根旁久而作大塊其形如蒟蒻而皮黑肉白或帶淡赤又抱根結者謂之茯神

黃耆益元固實衛分。ヤハラクサ。今通名。耆芪同。

本經曰黃芪味甘微溫。主癰疽久敗瘡排膿止痛補虛小兒百病。陳嘉謨曰蔓芪甘溫。俱能補益。但人蔓惟補元氣調中。黃芪兼補衛氣實表。所補畧異。云云

案其爲根直降入土極深。氣味甘溫芳達。故專補虛益元氣。而固實衛分。與桂枝發表同用。則能表達。以治黃汗自汗盜汗。

桂枝加黃耆湯黃汗之病。兩脛自冷。假令發熱。此屬歷節。食已汗出。又身常暮盜汗出者。此勞氣也。云云

黃耆建中湯虛勞裏急諸不足。

撰品　黃耆舶來有二三種。其形長肥大而柔靱。皮黃褐色肉淡黃味甘氣香者爲上品。所謂綿黃耆是也。藥鋪呼爲本樣。其截長五七寸者。呼幾利古美。其老根枯飄者。呼平樣。俱可用。又稱堅樣者。形似綿黃芪。而皮粗不柔靱。味淡甘者下品。又有朝鮮黃芪。形似苦參而柔靱。長尺五七寸。皮茶褐色。味淡苦者爲次。又有大和黃芪。形如朝鮮黃芪柔靱。皮紫赤色。肉黃白味淡甘。藥鋪此呼皮付。或僞爲朝鮮黃芪。出和州宇陀。此綿黃芪之種也。而與舶上者不同。又有白山黃芪。形似大和黃芪而不長。刮去粗皮作白者。出加州信州等。又生城北者。亦木黃芪也。俱不堪入藥。

〇舶來綿黃耆

〇黃芪春生苗。莖高二尺許。葉似甘草。有毛茸。五六月開淡黃花。似小豆花而小。花後結莢子。或有紫紅花者。其根入土二三尺。秋冬取根。

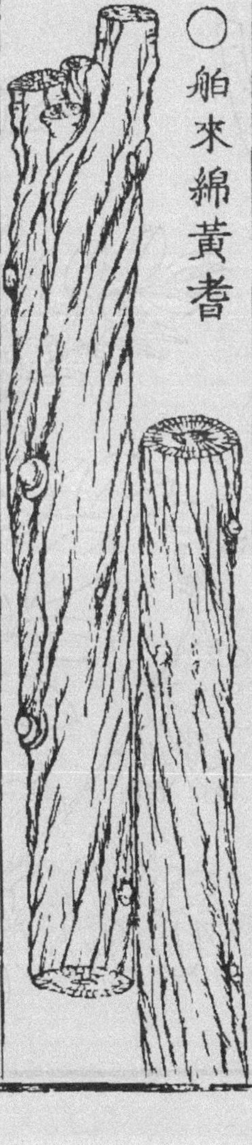

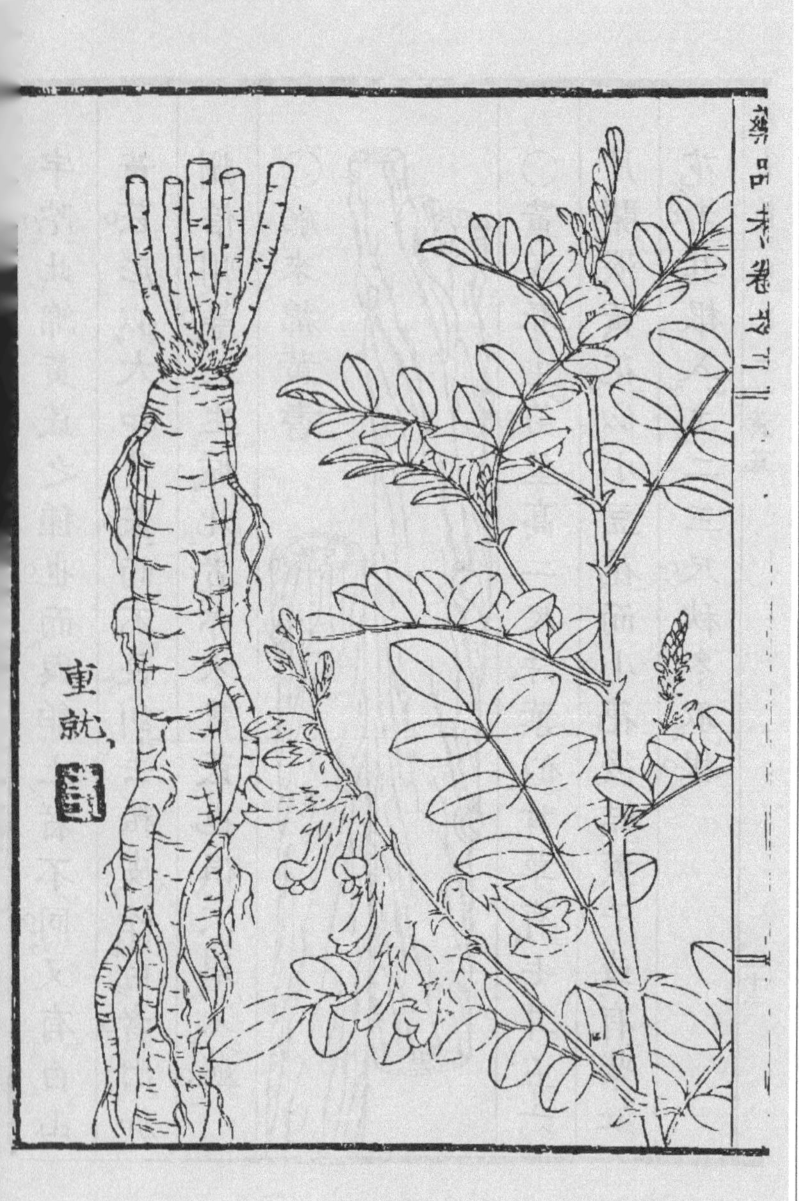
重就

桃仁血分潤通大便。モヽノタ子。

本經曰桃核仁。味苦甘平。主瘀血血閉。癥瘕邪氣。

元素曰治血結血秘血燥。潤通大便。破畜血。云云

案其仁多脂。質滑澤。味苦甘。專主血分。其能潤腸中。通大便。以治畜血經水不利。大便秘結等。

桃核承氣湯太陽病不解。熱結膀胱。其人如狂。血自下。下者愈。云云○但小腹急結。乃可攻之。

下瘀血湯產婦腹痛。法當以枳實芍藥散。假令不愈者。此爲腹中有乾血著臍下。○亦主經水不利。

撰品 桃核此毛桃爲佳。其核多脂。又尋常者亦可用。仁形橢圓而首尖。肥大色白者是。其欲去褐衣者。以熱湯泡之。而少曝乃易脫褐衣。又白桃花味苦降能除水氣瀉二便。出信州若州城州。諸州亦有之。又有麥桃晚桃油桃銀桃。其他種類甚多。今畧之。

○桃。樹高丈餘。葉長而狹。晚春開水紅花。單瓣者多結實。形似杏實。微長。有白茸。熟綠白帶赤色。味甘美。其核圓長。兩頭尖。皮堅。作粗縮。又花有純白深紅紅白間色。有重瓣單瓣數品。

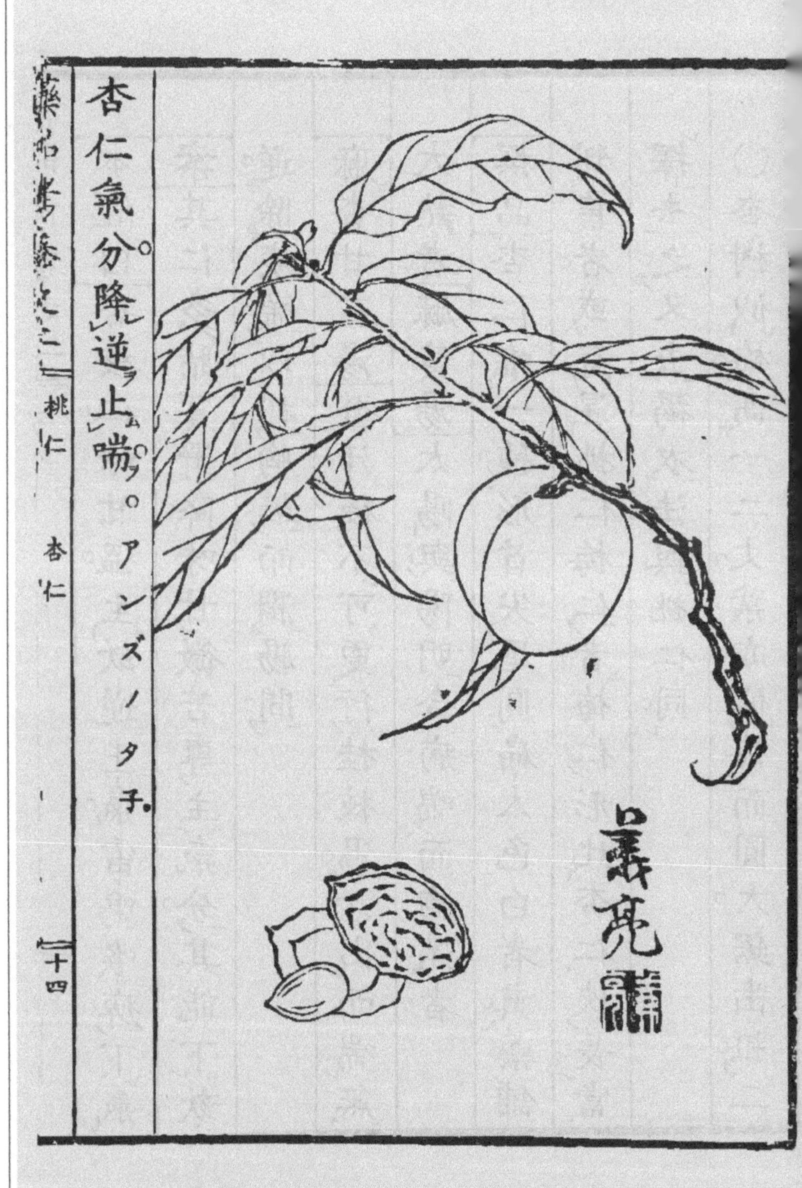

藥品考卷之二　桃仁　杏仁　十四

杏仁氣分降逆止喘。アンズノタ子。

本經曰杏核仁味甘溫主欬逆上氣雷鳴喉痹下氣

案其仁多脂質滑降味甘微苦專主氣分其能下欬逆除痰喘以利胸膈而潤腸間

麻杏甘石湯發汗後不可更行桂枝湯汗出而喘無大熱者麻黃湯太陽與陽明合病喘而胸滿者

撰品杏仁唯一種形首尖尾圓扁大色白者真藥舖判售者或有混桃仁梅仁者梅仁形比杏仁狹長當擇去之又去褐衣法與桃仁同

○杏樹似梅高一二丈葉亦似梅而圓大鋸齒粗二

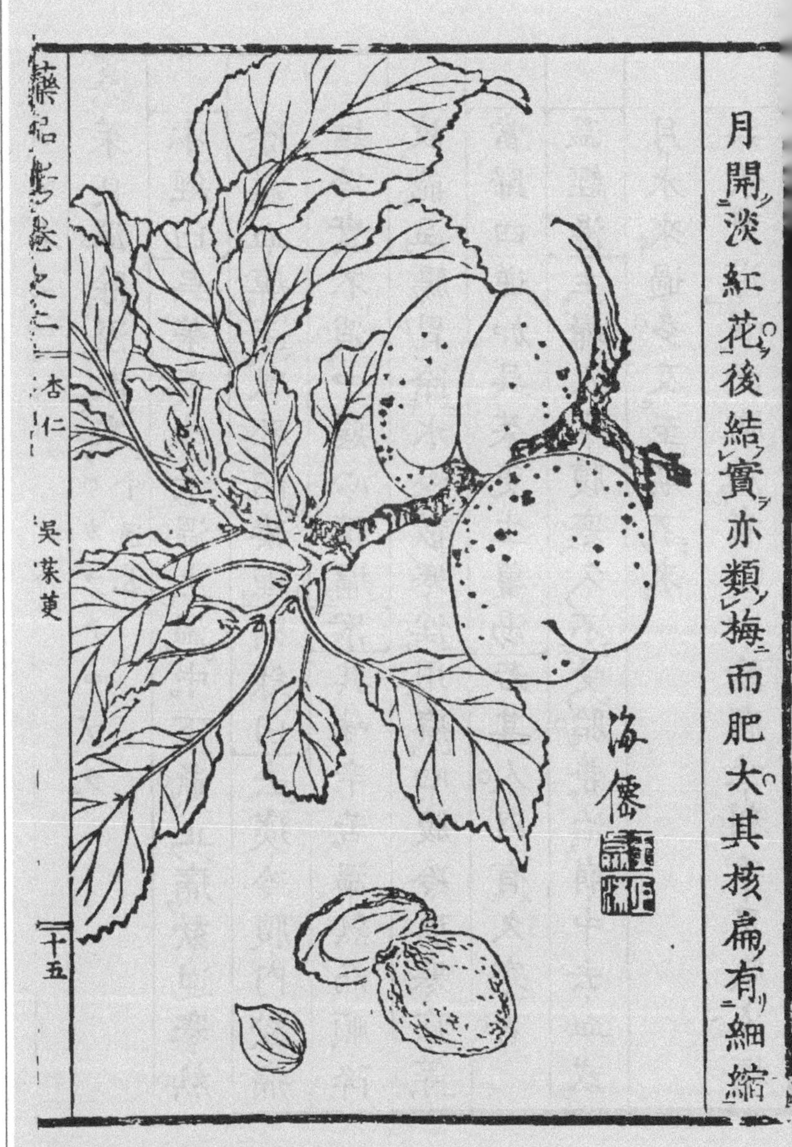

月開淡紅花後結實亦類梅而肥大其核扁有細縮

呉茱良温除溼散寒。今通名。カブテコブラ。

本經曰呉茱萸味辛温主温中下氣止痛欬逆寒熱除溼血痺逐風邪開腠理

別錄曰去痰冷腹內絞痛諸冷實不消中惡心腹痛

察其味辛苦温熱而順降故能温腸胃除水溼散寒淫用療心腹冷痛寒疝等

當歸四逆加呉茱萸生薑湯若其人內有久寒者

温經湯主婦人少腹寒久不受胎兼治崩中去血或月水來過多及至期不來

呉茱萸湯嘔而胸滿者○少陰病吐利手足厥冷煩

躁欲死者。一婦人歲四十餘。患痢疾日數十行。腹痛嘔逆而絶飲食。煩躁將死。數方不驗。遂與呉茱萸湯。不日復故。

撰品　呉茱萸舶來者其粒小黑色味苦辛者爲上品。間有混入蠶沙以欺我者。當擇去之。又古人建六陳之目。故後人單貴陳舊者。而其辛味脫失者不任藥用也。又邦產其粒大倍漢產。其隔年者可用。藥舖此稱眞呉茱萸。又有一種小粒者爲好品。而其能無別。凡味極辛苦者有奇效。宜爲丸藥用。城州和州紀州及西南州郡皆有之。

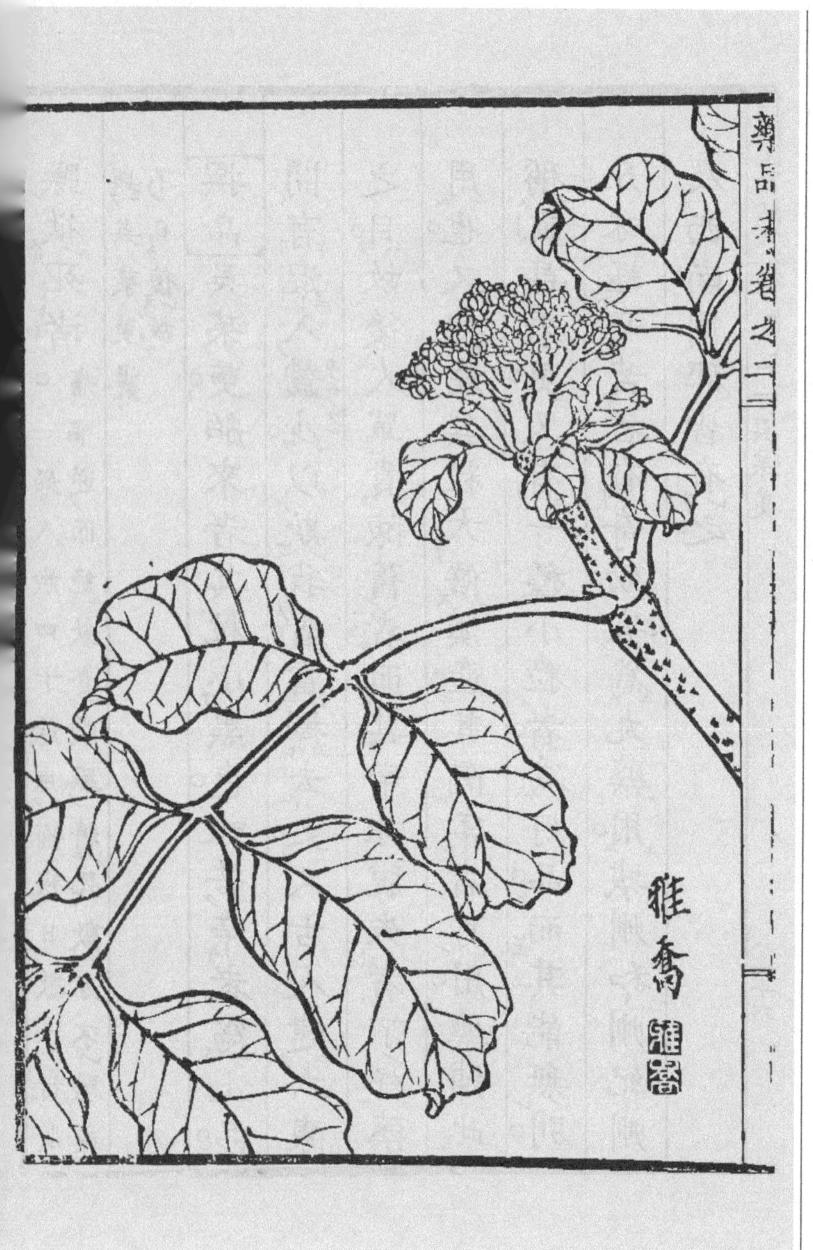
藥品彙卷之二
雅喬
雅喬

○吳茱萸木高丈餘晚春生芽葉似胡桃而厚夏發小綠花結子若秦椒而簇生秋熟採之其氣酷烈沃沸湯曝乾新者難服又有享保中所傳之漢種形狀與邦產同而但其子小耳

山茱溫肝固有牧官（ヤマグミ今通名。牧官即腎臟ノ別名）

本經曰山茱萸味酸平主心下邪氣寒熱溫中逐寒溼痹

別錄曰微溫腸胃風邪寒熱疝瘕頭風益精安五臟通九竅止小便利

王好古曰止小便利秘精氣取氣味酸濇以收滑也

案其味酸濇微溫質滋潤故

能溫肝氣固有腎氣以治小便頻數及腰痛等。

八味丸　虛勞腰痛少腹拘急小便不利者○男子消渴小便反多以飲一斗小便一斗腎氣丸主之。

揀品　山茱萸有舶來其形如鼠屎而紫黑色味酸澀滋潤者爲上品又有朝鮮産次之又邦産形味與舶來者同而紫赤色亦可用城州和州攝州等有之。

○山茱萸樹高丈餘晚冬先開小黃花後出葉似羊婆奶而縱道多至春結子晚秋熟赤色如胡頹子狀揉之沃沸湯曝乾

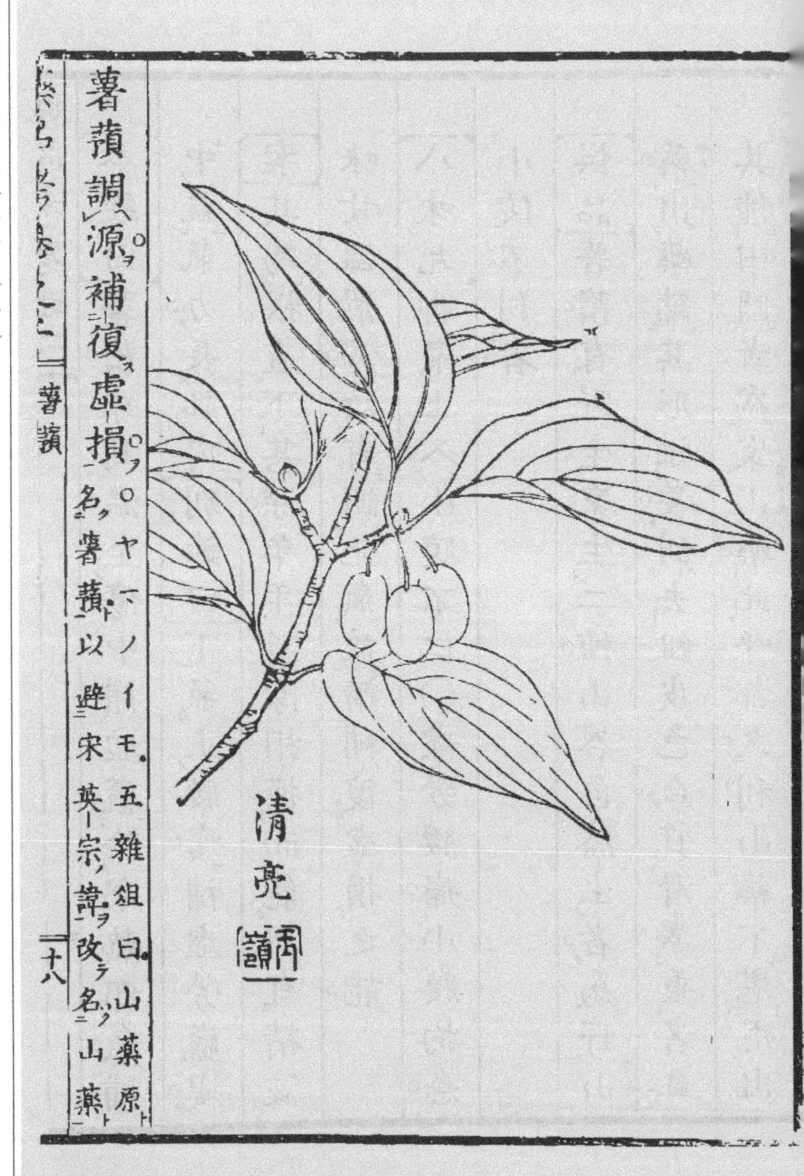
古方藥品考卷之三
薯蕷
十八
薯蕷調源補復虛損一名薯蕷以避宋英宗諱改名山藥
ロフロヤマノイモ。五雜組曰。山藥原
清亮圖

本經曰薯蕷味甘溫。主傷中補虛羸。除寒熱邪氣。補中益氣力長肌肉。別錄曰下氣止腰痛補虛勞羸瘦。

案其爲根直下甚深。年年新陳相換而能固有精液。味甘溫滑澤。故有調元氣益精補復虛損之能。

八味丸脚氣上入小腹不仁〇虛勞腰痛小腹拘急。小便不利者。

撰品薯蕷。有野生家生二種。山谷自然生者爲野山藥。出藥鋪。其形細長。刮去粗皮色白。質滑澤重者眞其種田圃者。爲家山藥。此呼都久利山藥。不堪用。出

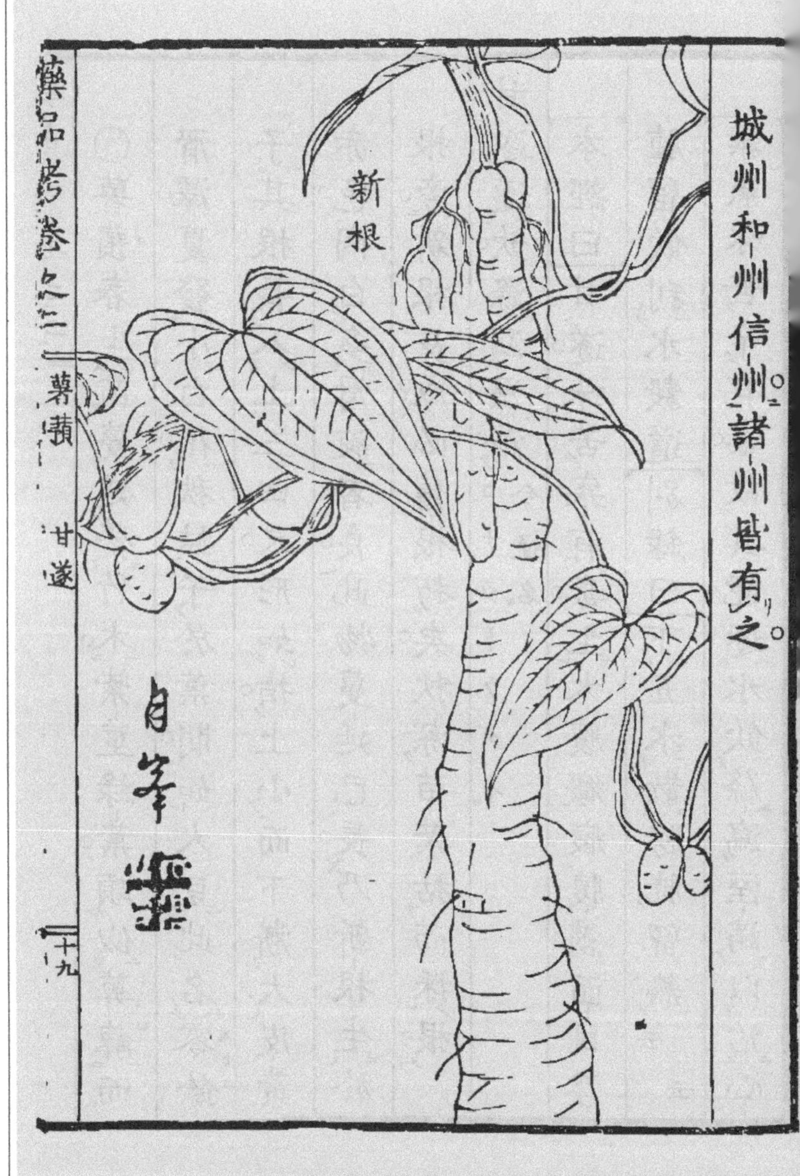
城州和州信州。諸州皆有之。
新根
藥品考卷之二 萆薢 甘遂
十九

○藷蕷春生苗蔓延紫竹木紫莖緑葉頗似萆薢而滑澤夏發小白花秋結子於葉間如大豆此名零餘子其根長入土三四尺形如指上小而下漸大皮黄赤色肉白多滑液者良此物蔓延已長乃新根生於根旁新根長成必舊根朽矣秋深苗葉枯而採根

甘遂遂飲滌瀉溼滿○ナツトウダイ。今通名。

本經曰甘遂味苦寒有毒主大腹癥瘕腹滿面目浮腫留飲利水穀道別録曰下五水散膀胱留熱云云

案氣味苦辛有毒故其能遂水飲滌瀉溼滿以治心

下逆滿水結腫滿等。

甘遂半夏湯 其人欲自利。利反快。雖利心下續堅滿。

大陷胸湯 但結胸無大熱者。此爲水結在胸脇也。○心下滿而鞕痛者。此爲結胸也。

撰品 甘遂舶來唯一種。形似麥門冬而長。皮帶赤斑。肉白。不拘其肥瘠。以充實者爲上品。此物甚易蛀。須加樟腦。又有邦產。味畧同。亦可用。秋冬採根蒸曝乾。

○甘遂孟春生紅芽。高七八寸。苗葉似大戟。晚春發細綠花。根微肥而長。淡赤色。破之則有白汁。

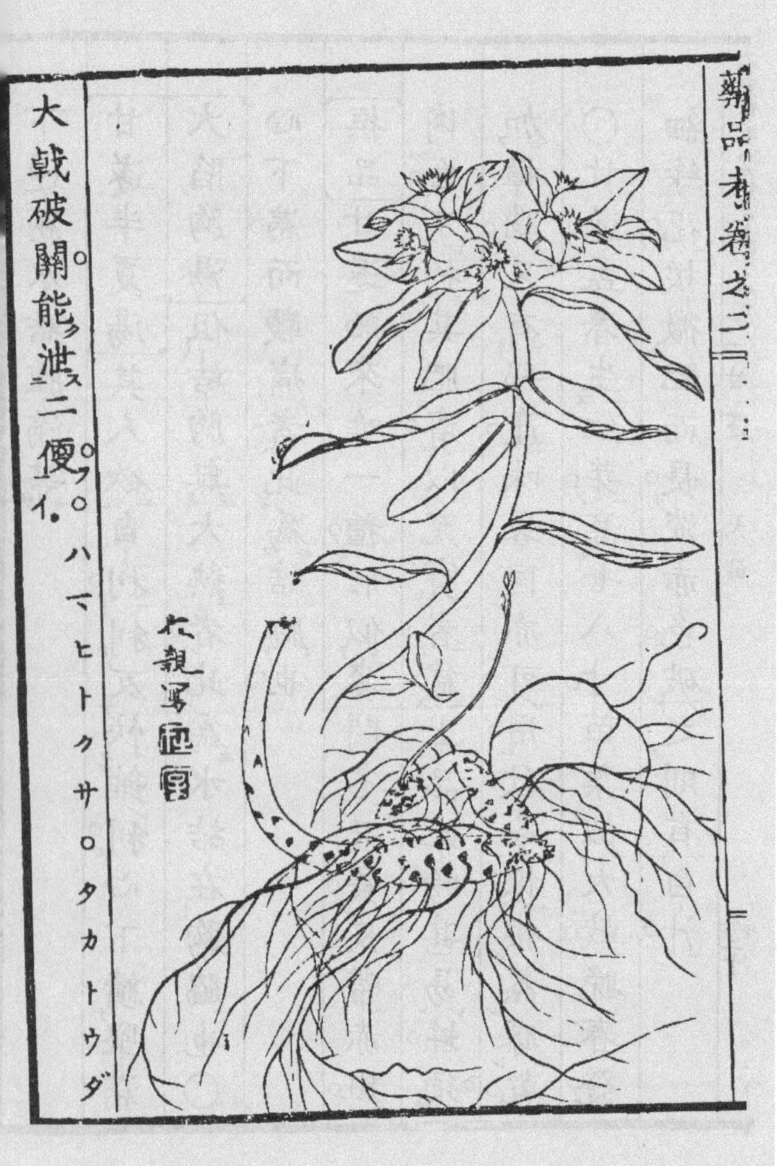
大戟破關。能泄二便。
ハマヒトクサ○タカトウダ
花親寫

本經曰大戟。味苦寒有小毒。主十二水腹滿急痛積聚云云　別錄曰利大小腸云云　案其根氣味苦辛有毒。故其能破癖闢。利二便。以療痞鞕滿痛水飲等。十棗湯其人漐漐汗出。發作有時。頭痛心下痞鞕滿引脇下痛。乾嘔短氣。汗出不惡寒者。此表解裏未和也。○夫有支飲家。欬煩胸中痛者。云云

撰品舶來有綿大戟紫大戟二種。其綿大戟爲上品。形如苦參而細。柔韌。皮紫黑。肉茶褐色。味苦辛者爲眞。藥鋪所販者。是唐黃芩或白鮮皮中混來者多。僞

雜。今載來者。唯紫大戟一種耳。形細長七八寸。紫赤色。味微苦者。不堪用。又有享保中所傳之漢種。秋冬採根。蒸曝乾可用。又有伊波大戟。（生西南海濱岸石之間。苗葉似澤漆。而莖根都赤色。）其乾者。形色似紫大戟。長尺許。味淡薄。出土州淡州。商人以之爲紫大戟者。非。又有土大戟。有草蘭茹。形味相似。不遠。（倶生城南濕地。）土人採之。呼伏水大戟。此三種。不堪用。又舊說以野苧麻根贋云。今否。

○大戟春生紅芽。莖漸長三四尺。葉似金絲桃。而狹叢生。夏開細黃花。根細長。柔韌。破之有白汁。

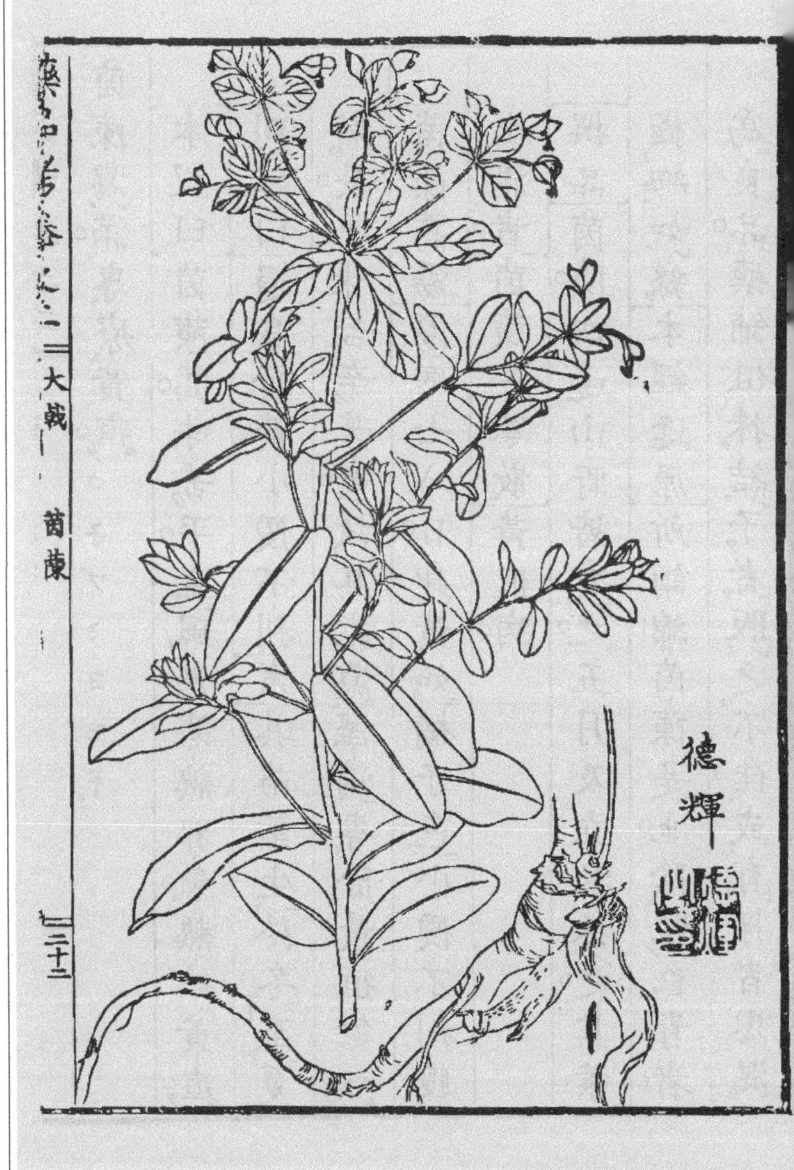
古方藥品考卷之二
大戟　茵蔯
二十二
德輝

茵蔯瀉滿專療黃疸。○子ヅミヨモギ。

本經曰茵蔯蒿。味苦平。主風溼寒熱邪氣。熱結黃疸。別錄曰通身發黃小便不利案其苗葉生於冬至夏漸長。氣味苦辛芳散。故其能瀉溼滿。專除黃疸鬱熱。

茵蔯蒿湯傷寒七八日。身黃如橘子色。小便不利。腹微滿者。茵蔯五苓散黃疸病。

撰品 茵蔯。四邊山野皆有之。五月及立秋採之。其葉極細如絲本經逢原所謂綿茵蔯是也。陰乾色青者。爲良品。藥舖但採結子者販之不佳。或有採者謬混青蒿及黃花蒿者不可不辨也。事物紺珠曰：青蒿一名茵蔯者誤。青蒿、黃花蒿皆是春子生，而無因陳之義也。其葉至細而多，臭芳，至秋高三四尺，結細子。其乾者頗似茵蔯，甚難辨。又有蝦夷茵蔯，圖經所謂階州白蒿是也。綱目有山茵蔯（逢原此充角蒿）、野茵蔯、家茵蔯，皆因產地異名而已，非有別種。

○茵蔯自冬生新苗，高二三寸，似艾葉，綠白色。夏抽莖一二尺，其葉漸緊細，如小茴香。秋結細子。老莖將枯，必其下生新苗。陳藏器曰：更因舊苗而生，故名。

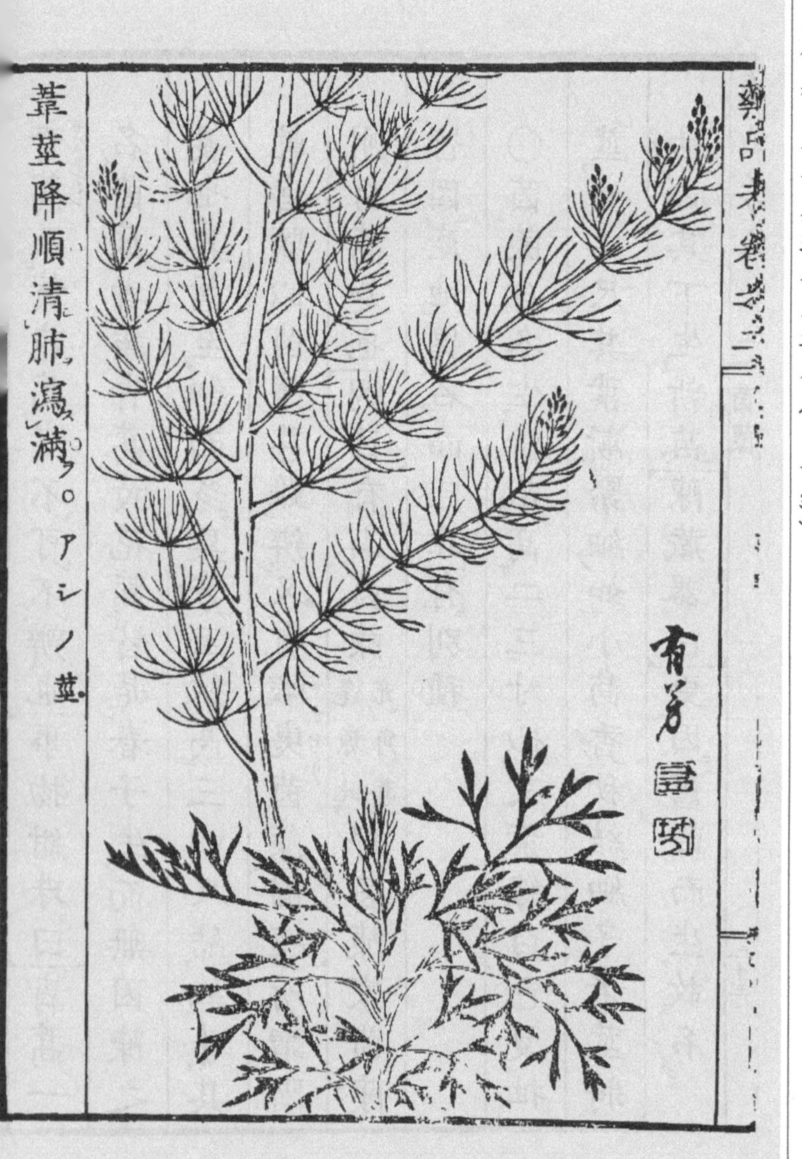
藥品考卷之二
葦莖降順清肺瀉滿。○アシノ莖
青芳

案 葦生水傍莖中空性順降故能清肺氣瀉水滿

葦莖湯 治欬有微熱煩滿胸中甲錯是爲肺癰

蘆根性寒解毒止煩。アシノ根。

治鯸鮧魚中毒方 蘆根煮汁服之即解

治食馬肉中毒方 煮蘆根汁飲之

別錄曰 蘆根味甘寒主消渴客熱止小便利 案 蘆根生濕地味淡甘能開胃氣性寒降專解熱毒止煩渴

撰品 葦與蘆通一物也 玉篇曰 葦之未秀者爲蘆其蘆根在土中白色者良○葦莖取其本二尺許可用

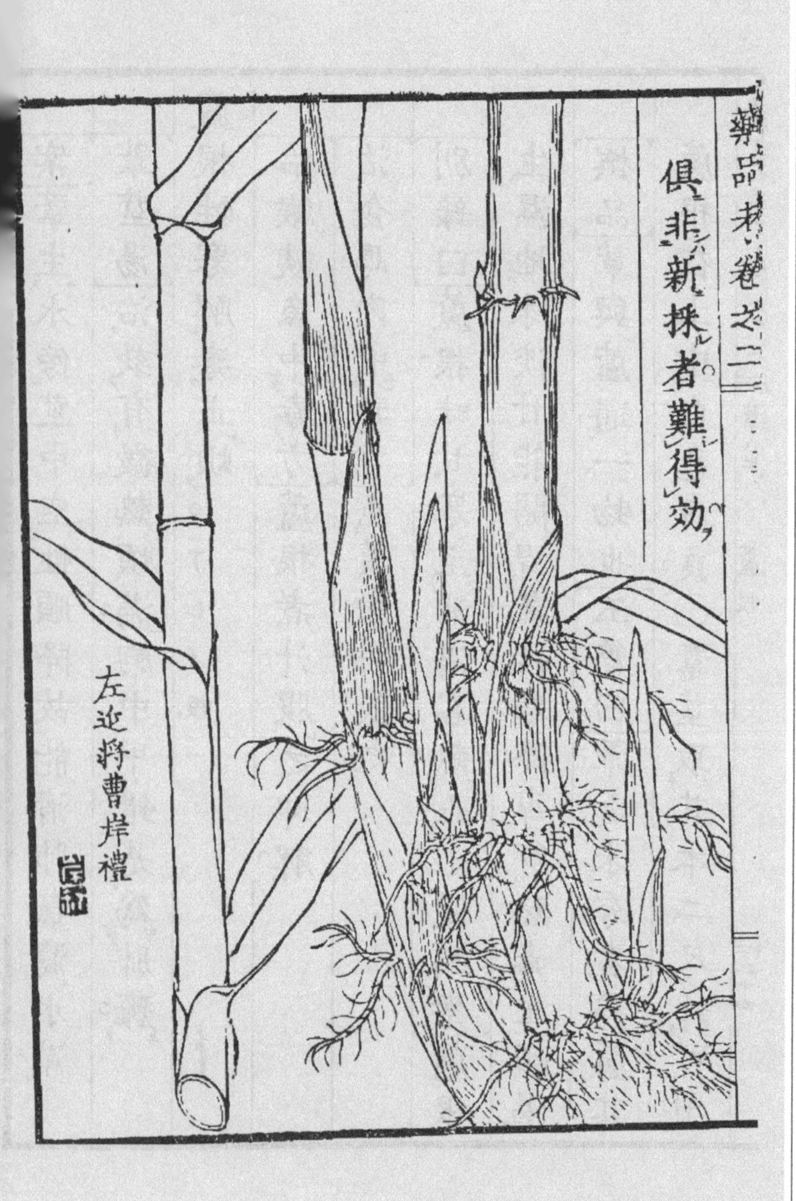
藥品考卷之二
俱非新採者難得効
左近將曹岸禮

○葦生陂澤中其狀似箭竹而無枝高丈許葉抱莖生秋發花似荻根横行如竹根白色

貝母除煩結氣渙散。アミガサユリ今通名

本經曰貝母味辛苦無毒主傷寒煩熱喉痹云云

別錄曰療腹中結實心下滿洗洗惡風寒目眩項直欬嗽上氣止煩熱渴云云

案其爲根連連不朽氣味苦淡涼降故其能除煩熱令結氣渙散以療喉痹肺癰等○須去其心洗除石灰氣剉炒用

桔梗白散欬而胸滿振寒脈數咽乾不渴時出濁唾

腥臭。久久吐膿如米粥者。爲肺癰。

揀品　貝母。舶上者小大混來。其形似貝子。而外白裏黃褐色。藥舖其小者。似舊舶故爲上等。其大者爲次。然皆同物。俱可用。又邦產稱眞貝母。形與舶上者不異。但色鮮白。或僞爲舶來。凡形大而有臊臭者。下品。又有蕎麥葉貝母。是類之耳。不入藥用。

○貝母。晚冬生苗。葉類卷丹對生。春深抽一莖。高一二尺。葉漸互生而狹。葉頭極細反卷作鉤。每節開花似白頭翁。而淡綠色倒垂。根白若百合而小。

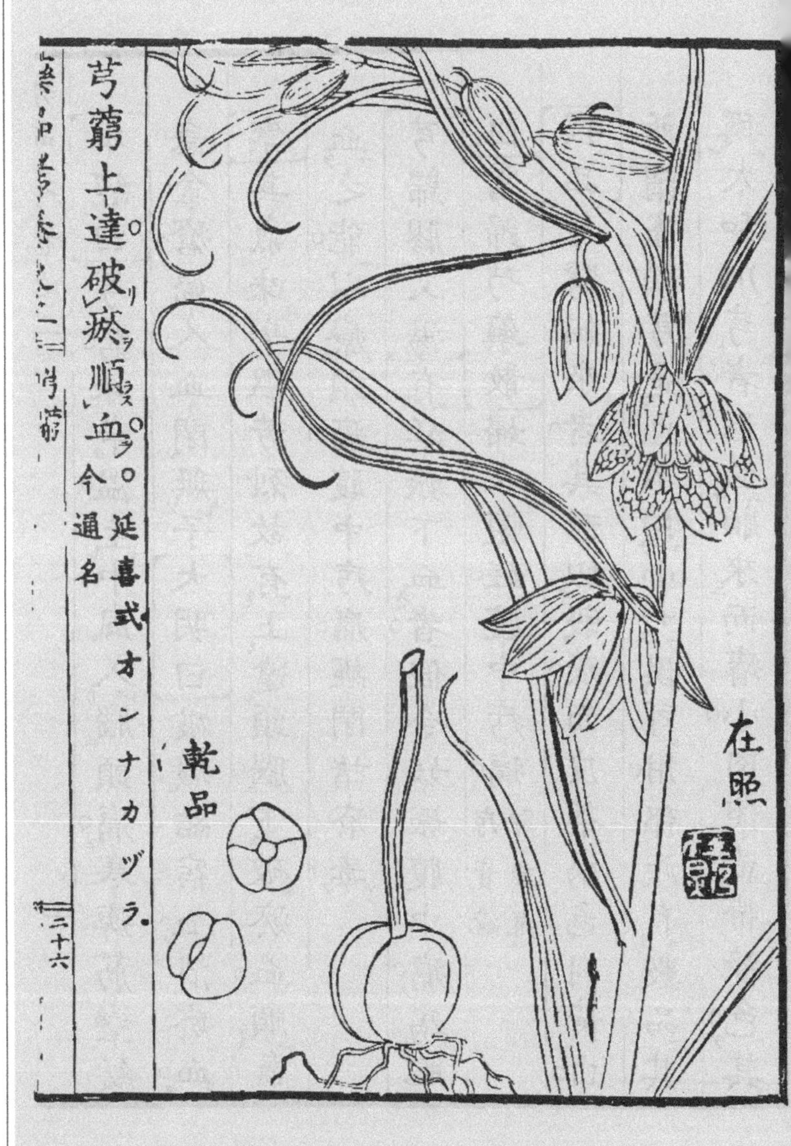
芎藭上達破瘀順血。延喜式オンナカヅラ。今通名
乾品
在照
二十六

本經曰芎藭味辛溫。主中風入腦頭痛。寒痹筋攣緩急。金瘡婦人血閉無子。大明曰破癥結宿血。消瘀血。

案其氣味辛溫芳烈。故有上達頭腦。下破瘀血。順氣血之能。以療頭痛腹中疞痛。經閉諸瘡毒。

芎歸膠艾湯有妊娠下血者。假令妊娠腹中痛。爲胞阻。當歸芍藥散婦人懷妊。腹中疞痛。疞音絞。即急痛。

採品芎藭舶來者。其形似莪蒁。而皮茶褐色。肉黃白。所謂雀腦芎是也。不拘小大。俱可用。邦產有數品。其稱大和川芎者。形似舶來。而瘠小。肉淡黃帶綠色。其隔年色黄白者爲佳出和州伊州勢州又有仙臺川芎形肥大皮黄褐色肉黄白味苦辛芳烈者次之出奥州羽州又出豊後丹後者下品又有大葉川芎苗葉似芹葉鉤吻根如當帰小味辛辣刺人口舌不可用又方書中有川芎京芎台芎撫芎雀腦芎等之目此皆同物也各稱產地以指上品雀腦即以形稱耳又蘼蕪者小葉川芎之葉也又江蘺者大葉川芎之葉也

○芎藭春生苗葉似水芹而細叢生秋抽薹高一二尺開細白花結細子晩秋苗葉枯根結塊秋冬採之

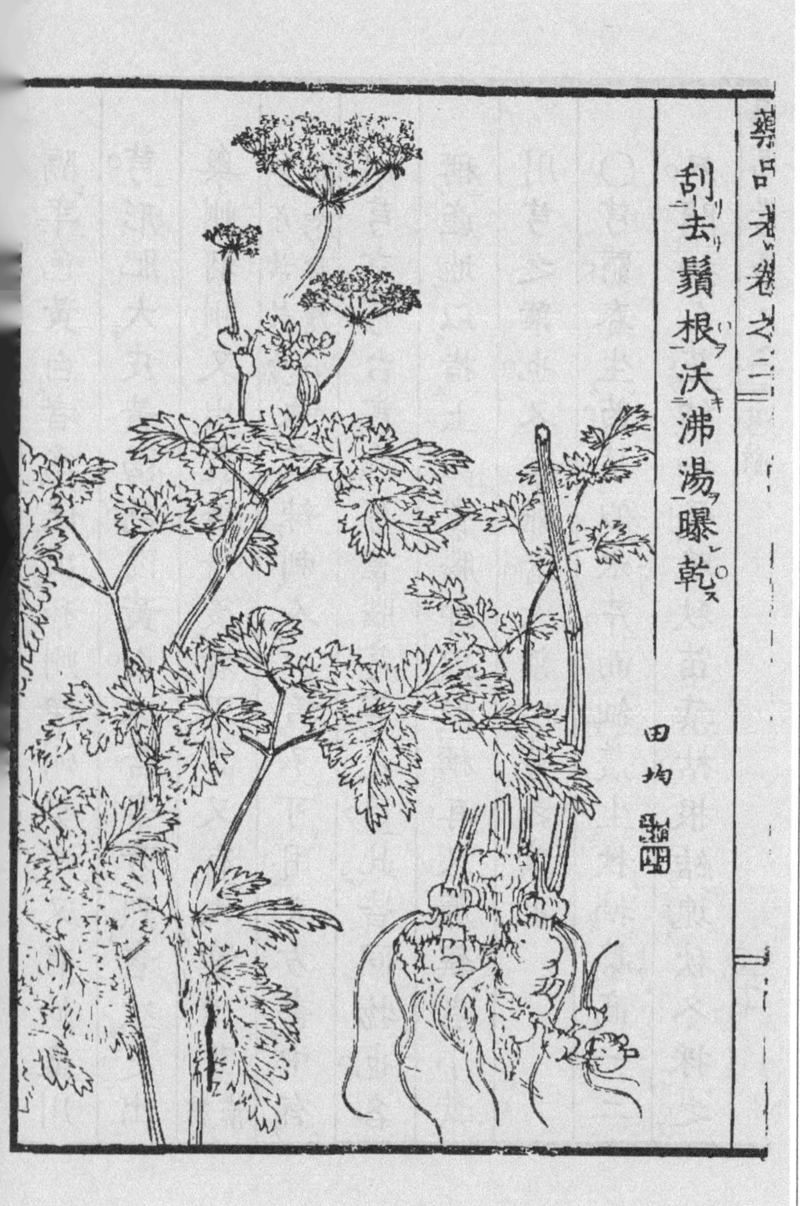
藥品考卷之二
刮去鬚根沃沸湯曝乾。
田均

當歸溫達調和氣血古名ヤマセリ。今通名。

別錄曰當歸味辛大溫溫中止痛除客血內寒。

陳承曰氣血昏亂者服之即定能使氣血各有所歸故名當歸。

案其根味甘辛氣大溫芳發故有溫達經脈調和氣血之能古人與芎藭同用療婦人產後氣血不足腹痛及癰疽排膿止痛。

當歸建中湯治婦人產後虛羸不足腹中刺痛不止吸吸少氣或苦少腹拘急痛引腰背云云。

當歸芍藥散婦人懷妊腹中疞痛。

擬品 當歸有自生家生二種其家生者根肥大多尾皮帶紫色肉黃白氣味甘微辛芳香滋潤者爲上品

唐本 所謂馬尾當歸是也出和州紀州者爲勝總此呼大和當歸又有山城當歸形與大和產同皮灰色皆剖切乾之故呼劄乾亦可用其自生者根似桔梗而皮紫黑色味苦辛芳烈者次之此爲伊吹當歸生江州伊吹今伊吹近鄉培養此種出之諸州山谷亦有之又有三春當歸根瘠長滋味薄下品又間有舶來者形色氣味如大和產紫黑色陳久蛀者不堪用

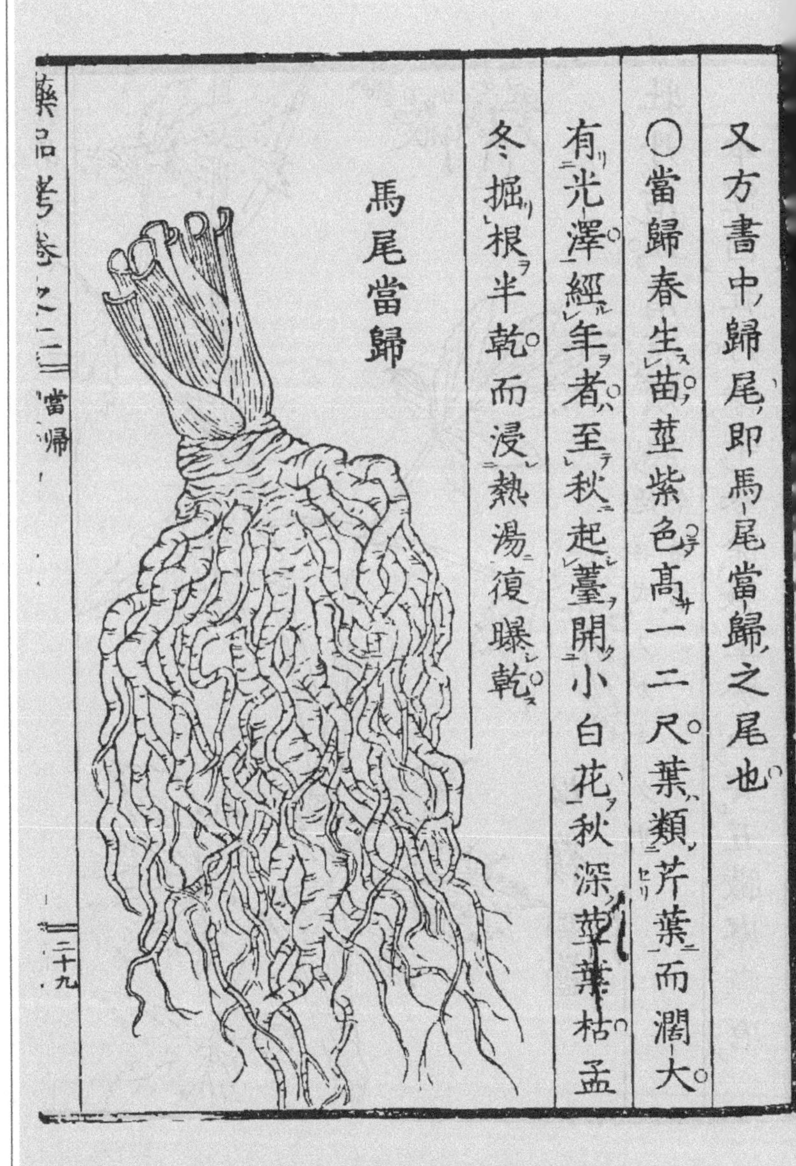

又方書中歸尾即馬尾當歸之尾也

○當歸春生苗莖紫色高一二尺葉類芹葉而濶大有光澤經年者至秋起薹開小白花秋深莖葉枯孟冬掘根半乾而浸熱湯復曝乾

馬尾當歸

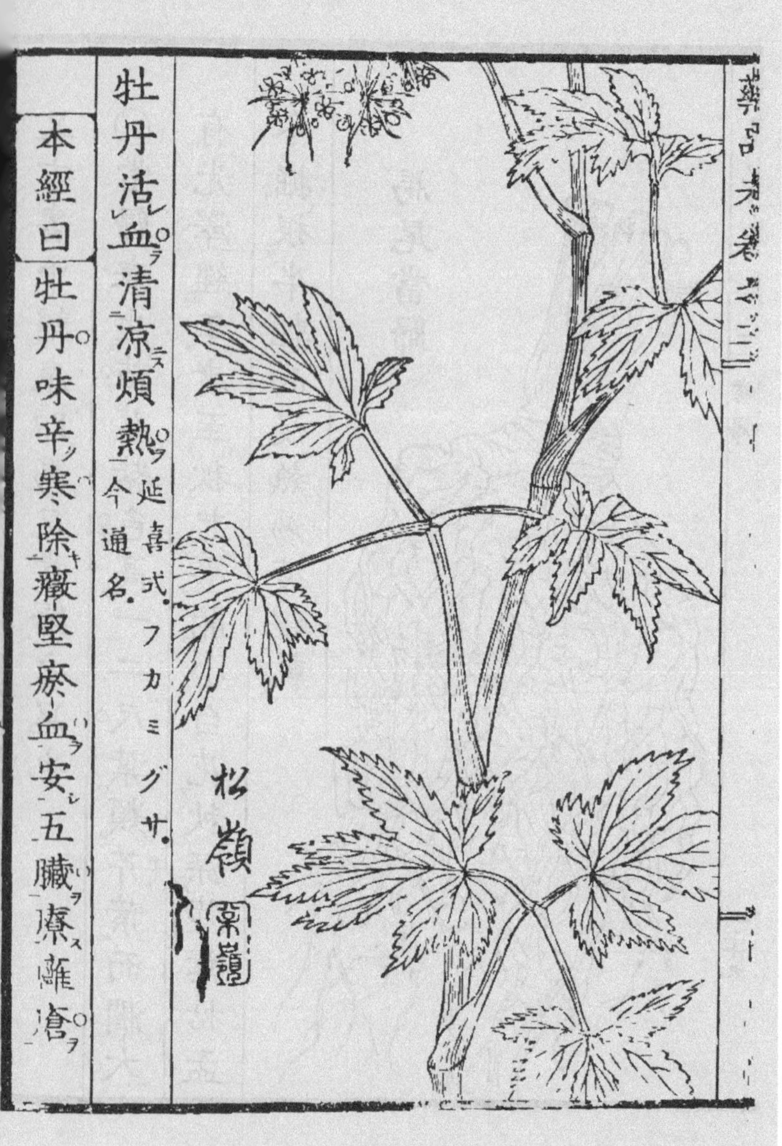

牡丹活血清涼煩熱。延喜式。フカミグサ。今通名。

本經曰牡丹味辛寒除癥堅瘀血安五臟療癰瘡

時珍曰和血生血涼血治血中伏火除煩熱案其氣味辛微苦寒降芳散故其能活血清涼煩熱血熱

大黃牡丹皮湯腸癰者小腹腫痞按之即痛如淋小便自調時時發熱自汗出復惡寒云云

桂枝茯苓丸婦人宿有癥病經斷未及三月而得漏下不止胎動在臍上者爲癥痼害妊娠云云

揀品牡丹皮邦產唯一種耳今和州產爲勝城州攝州及諸州皆有之其不拘肥瘠俱可用

○牡丹春生芽葉似防葵而濶大三月開花勝芍藥

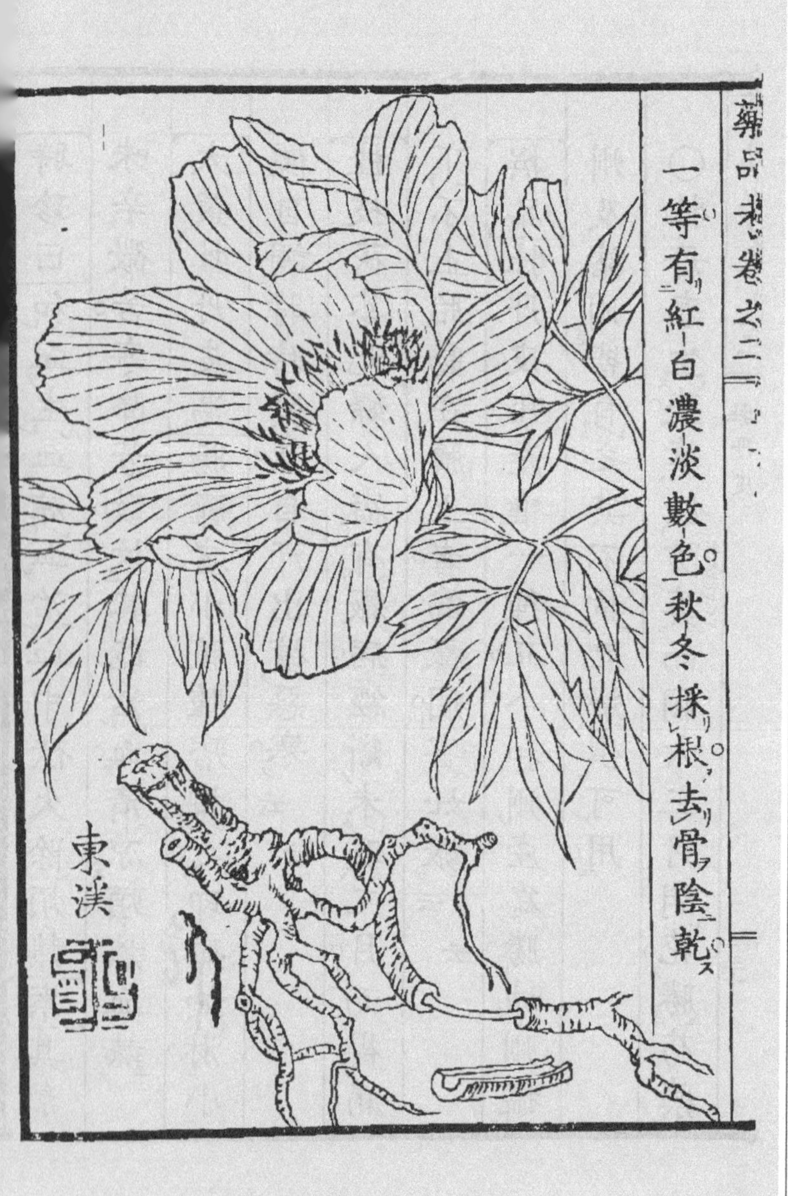
藥品考卷之二

一等有紅白濃淡數色。秋冬採根。去骨陰乾。

苦參清熱除煩排窒　延喜式クラヽ。本經一名水槐。

本經曰：苦參味苦寒，主心腹結氣，癥瘕積聚，黃疸。

別錄曰：養肝膽氣，安五臟，定志益精，利九竅，除伏熱腸澼。

案：其根直降，入土甚深，經年不朽，氣味極苦涼降，故其能除伏熱，開痞塞，以療煩熱及小便難。

三物黃芩湯：婦人在草蓐，自發露得風，四肢苦煩熱，頭痛者，與小柴胡湯；頭不痛，但煩者。

歸母苦參丸：妊娠小便難，飲食如故。難即滑利之反。

撰品：苦參邦產唯一種，根形似黃芪而硬，皮黃褐色。

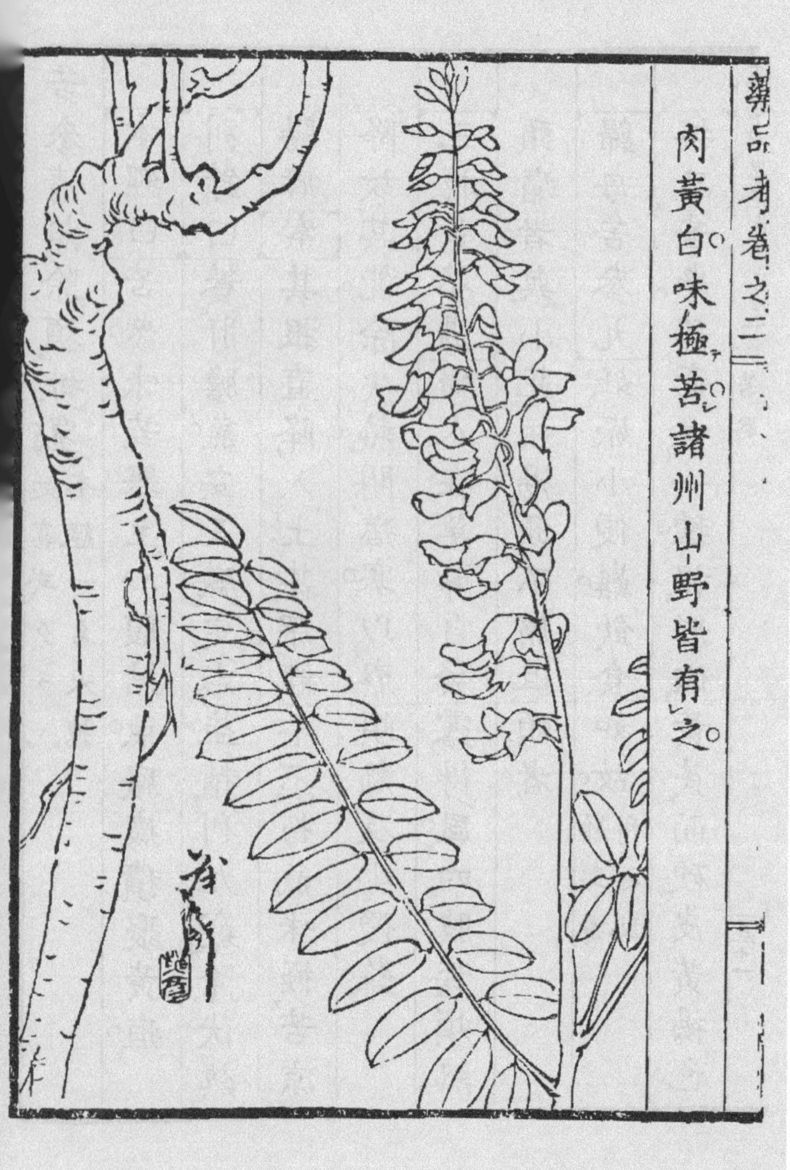

藥品考卷之二

肉黃白。味極苦。諸州山野皆有之。

○苦參春生芽於宿根直上二三尺葉似槐夏開黃白花亦似槐花後結小莢根長如牛蒡而黃赤色

獨活利節療諸風疾 ウド

本經曰獨活苦甘平主風寒所擊金瘡止痛奔豚癇痓卒然倒仆口眼相引曰癇頸項強急背反張曰痓別錄曰療諸賊風百節痛風案其根及莖皆中虛如骨節狀味苦辛氣芳烈故有透利百節疼痛散諸風疾之能

千金三黃湯治中風手足拘急百節疼痛煩熱心亂惡寒經日不欲飲食

揆品 獨活舶來形似虎杖根中虛皮紫黑色大者徑寸許味辛芳發者佳藥舖此稱馬皮様羌活而是獨活非羌活也又稱眞羌活者是邦產獨活形色與舶來者不異唯味辛烈耳其隔年者可用諸州山谷皆有之又呼眞獨活者是土當歸老根也又呼和羌活者採土當歸嫩根刮去粗皮者也俱味淡薄不任用

案 古方唯用獨活而無羌活本經獨活爲本條而一名羌活至後世分用獨羌二活而爲異論者有之矣

時珍曰 獨活羌活乃一類二種以中國者爲獨活西

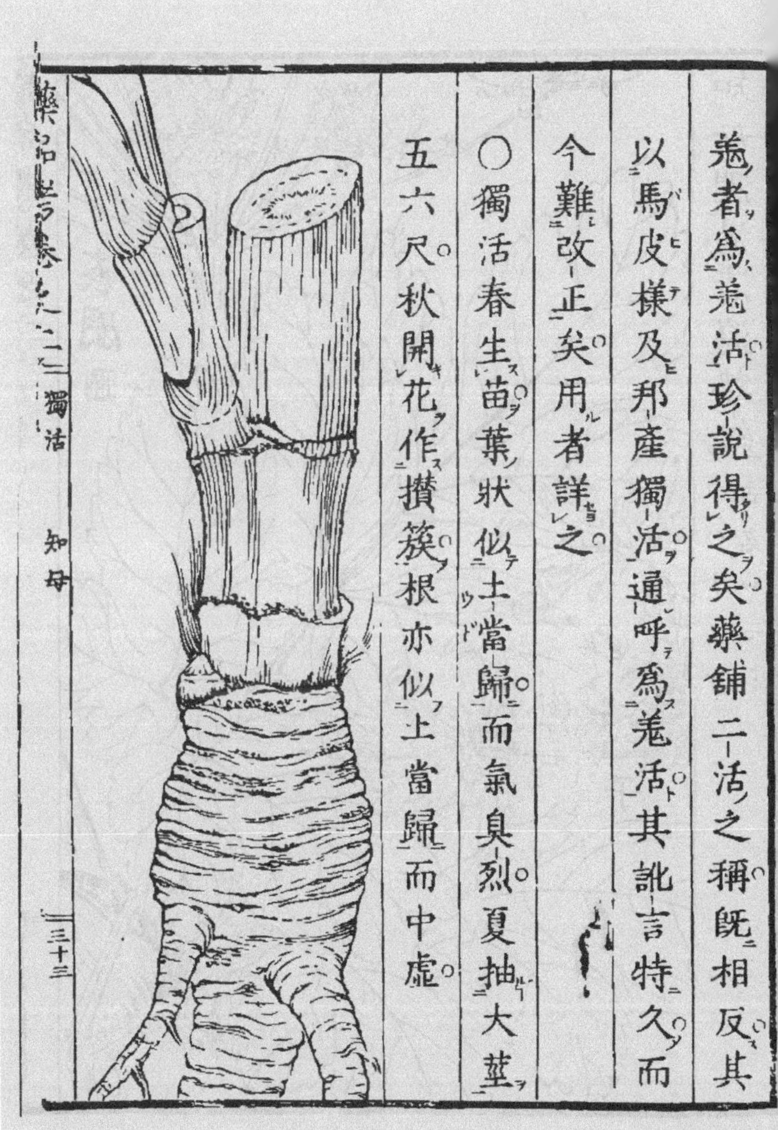

羌者爲羌活珍説得之矣藥鋪二活之稱既相反其以馬皮樣及邦產獨活通呼爲羌活其訛言特久而今難改正矣用者詳之

○獨活春生苗葉狀似土當歸而氣臭烈夏抽大莖五六尺秋開花作攢簇根亦似上當歸而中虛

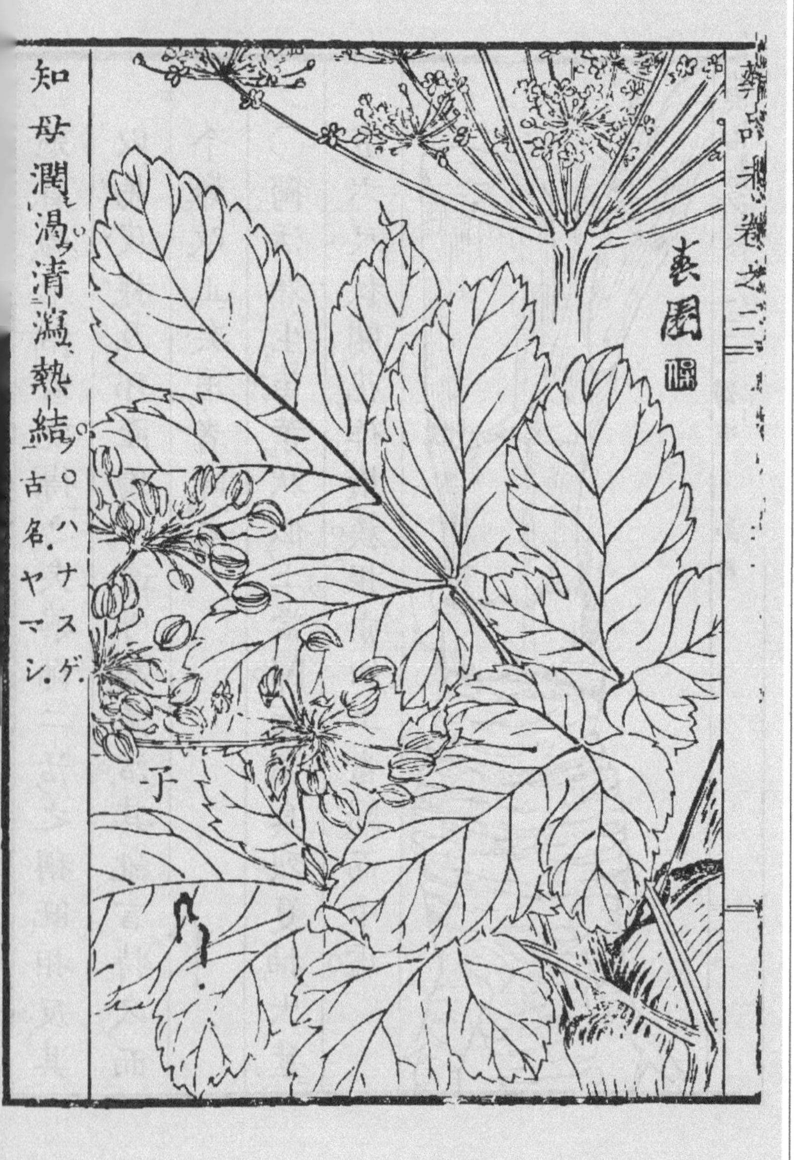
知母潤渴清瀉熱結。○ハナスゲ。古名ヤマシ。
子

本經曰知母味苦寒主消渴熱中除邪氣補不足益氣別錄曰療傷寒久瘧煩熱云云　案其性甚滋潤此日曝而不枯燥味苦甘故善潤燥渴清瀉熱結白虎加人蔘湯傷寒病若吐若下後七八日不解熱結在裏表裏俱熱時時惡風大渴舌上乾燥而煩欲飲水數升者白虎湯傷寒脈浮滑而厥者裏有熱也撰品知母邦產舶來有之其邦產形如石菖蒲根而肥大有黃毛味苦甘滋潤者爲良藥舖此呼眞知母其舶來者形與邦產同而瘠小輕虛多黃毛又朝鮮

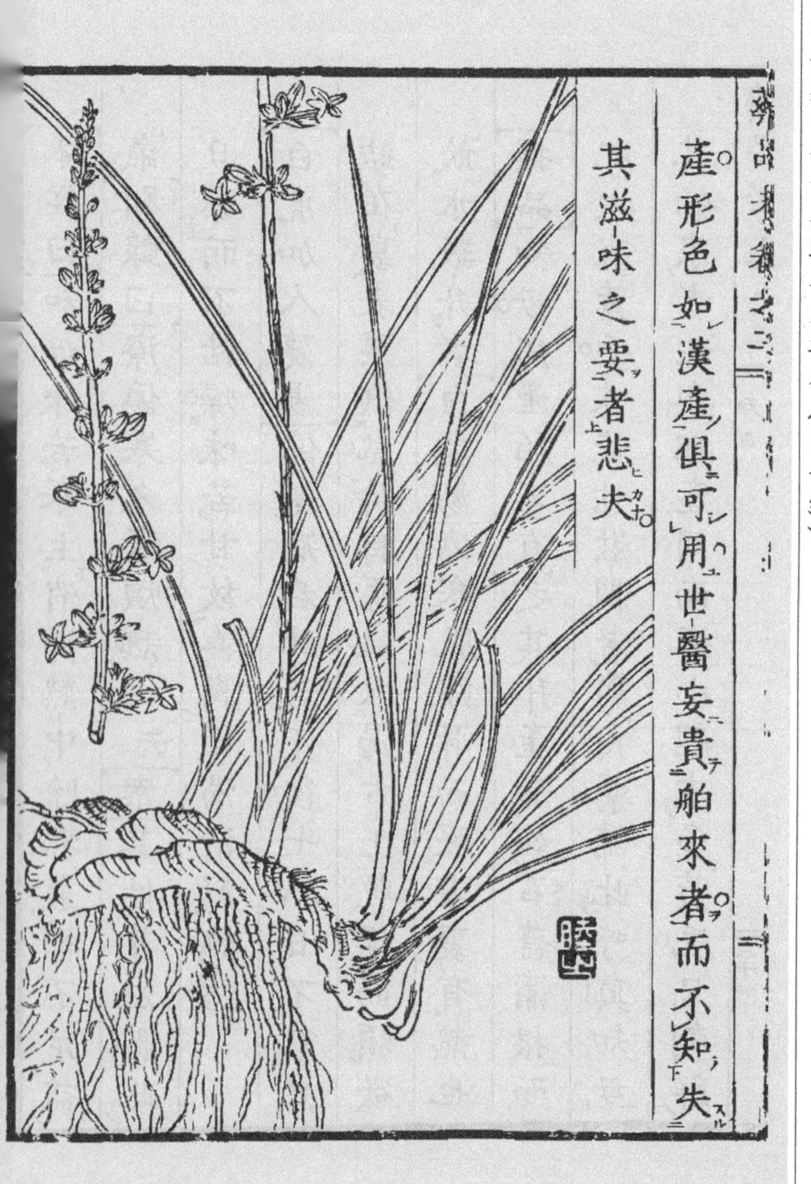
產。形色如漢產俱可用世醫妄貴舶來者。而不知失
其滋味之要者悲夫。

○知母春生芽葉似菅而有光澤夏叢中出穗紫綠色根似石菖蒲出地上者生黃毛秋冬採根蒸曝乾

生芐滋補解熱消瘀延喜式サホヒメ。今通名本經一名芐。芐音戶。

藥性論生地黃味甘平無毒解諸熱通月水消瘀血虛而多熱者宜加用之案其性能耐炎熱而惡冷氣味甘滋潤涼降故其能滋渴補虛解諸熱消瘀血

炙甘草湯治虛勞不足汗出而悶脈結悸行動如常

生地黃汁清涼血腑

別錄曰生地黃大寒主婦人崩中血不止及產後血

地黄湯病不經發汗病初者

上薄心悶絶傷身胎動下血胎不落墮墜踠折瘀血留血鼻衄吐血皆擣飲之

【撰品】生地黄形如小指而黄赤色凡肥大多潤者爲上品藥鋪此呼奈末地黄或呼砂伊計其瘠小燥者不堪用出筑前及和州式上郡東市郡者爲勝高市郡有地黄村而今不出之城州產次之欲貯之者以細砂埋之于陰地戒勿澆水藥鋪以乾地黄呼生地黄者誂以有山地黄胡面莽俱根苗似地黄而別種不可混

○地黄葉似甘露子而長有毛茸晩春起薹五七寸

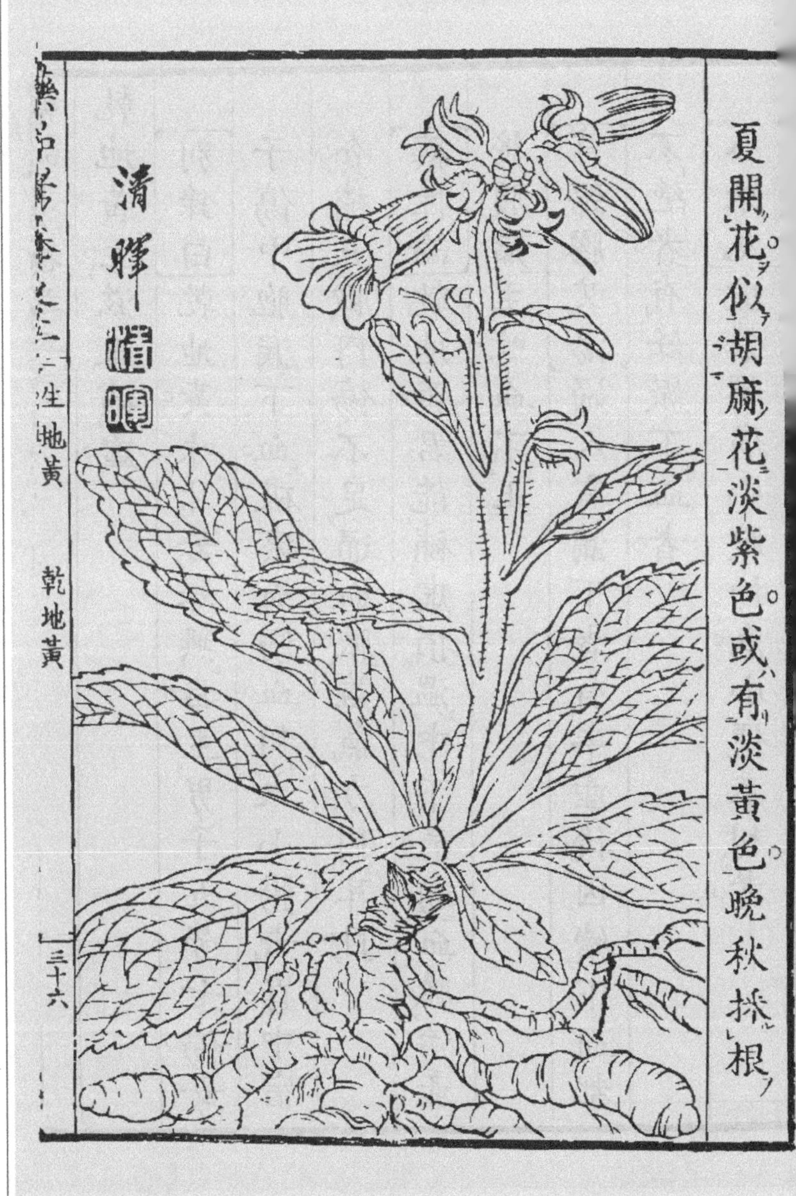
夏開花似胡麻花淡紫色或有淡黃色晚秋採根
清暉
生地黃
乾地黃
三十六

乾地黃主滋血補虛

別錄曰乾地黃味甘苦寒無毒主男子五勞七傷女子傷中胞漏下血破瘀血溺血利大小腸去胃中宿食補五臟內傷不足通血脈益氣力利耳目

藥性論乾地黃君能補虛損溫中下氣通血脈治產後腹痛主吐血不止

芎歸膠艾湯婦人有漏下者有半產後因續下血都不絕者有妊娠下血者

八味丸虛勞腰痛小腹拘急小便不利者

撰品 乾地黃是晩秋採根曝乾者藥舖呼爲生地黃其肥大皮灰色肉紫黑味甘微苦者爲上品又其皮塗黃土肉黑色者下品是秋採根包貯而至春出之乃皆腐爛變黑色以粉之黃土者不堪用而此爲好品者誤又間有舶來者形色與邦產同肥大亦可用

熟芐潤膚補腎氣虛

元素曰熟地黃味甘微苦微溫無毒味厚氣薄補氣血滋腎氣益眞陰去臍腹急痛病後脛股酸痛

案此經煉製味復甘溫故能潤膚專補腎中元氣

蘇頌曰作熟地黃法取肥地黃三二十斤淨洗別以揀下瘦短者三二十斤搗絞取汁投石器中浸漉令浹甑上蒸三四過時時浸濾轉蒸訖又曝使汁盡其地黃當光黑如漆味甘如飴○今藥舖販者以乾地黃灌酒蒸曝二三次色漆黑

瓜蔕涌吐膈間毒聚○ネズミウリノヘタ 一名苦丁香蔕蒂同

本經曰瓜蔕味苦寒主大水身面四肢浮腫下水殺蠱毒欬逆上氣病在胸腹中皆吐下之

案其味苦辛澀莶有毒故能涌吐膈間結毒也

瓜蔕散胸中痞鞕氣上衝咽喉不得息者此爲胸有寒也當吐之○邪結在胸中心中滿而須饑不能食者○病在胸中當須吐之予妻嘗患噤口痢嘔逆而絶飲食五六日愚謂是必膈間宿毒之所致也即作瓜蔕散與之須臾吐粘痰升許而後嘔逆定始得啜粥服藥復故

擬品 瓜蔕即甜瓜蔕今出越前者是甘瓠蔕也即作干瓢者也其新味苦辛者良或經年失氣味者難得効須用時爲細末且宜煖飲而不宜冷飲也或吐後嘔氣不止者與冷水若冷粥則立定矣

○甜瓜蔓生葉似越瓜鋸齒粗夏開黃花後結瓜形

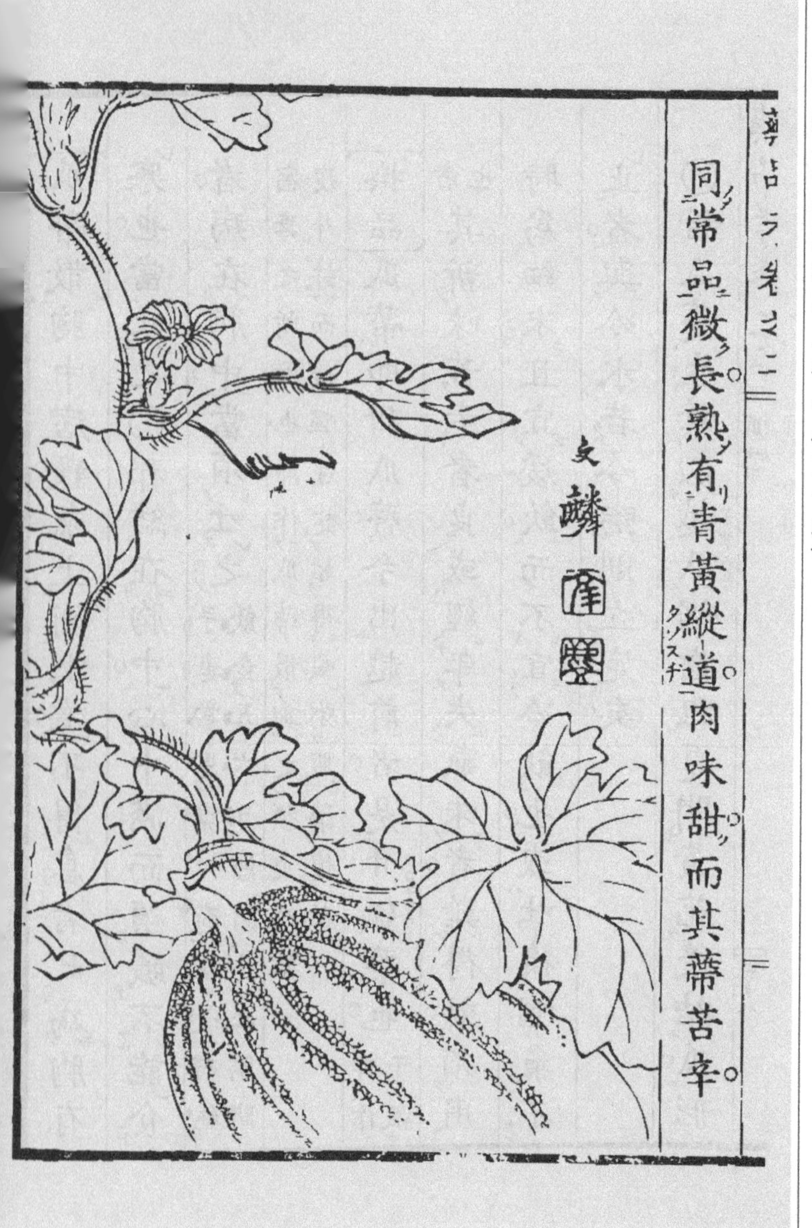
同常品微長熟有青黃縱道肉味甜而其蔕苦辛。
文麟

梔子主吐煩熱當除。○クチナシ

本經曰 梔子味苦寒主五內邪氣胃中熱氣酒皰皶鼻

別錄曰 太寒療目熱赤痛胸心大小腸大熱心中煩悶

案 其實味苦凉有芳臭爲升降故生用則能涌吐懊憹炒用則能除心中煩熱

梔子豉湯 發汗吐下後虛煩不得眠若劇者必反覆顛倒心中懊憹○發汗若下之而煩熱胸中窒者○得吐者止後服

梔子大黃豉湯 酒黃疸心中懊憹或熱痛

王好古曰本草不言梔子能吐仲景用爲吐藥梔子本非吐藥爲邪氣在上拒而不納食令上吐則邪因以出所謂其高者因而越之也

撰品梔子有二三種其形圓而小皮薄赤黃色者爲上品藥舖此呼末留樣圖經所謂越桃是也又形長大黃色者可染物藥性大全所謂黃梔子是也又有水梔花其葉及花都似常梔而高尺許

○梔木高五七尺葉似末左幾有光滑夏開白花似紫茉莉而芳香後結實至冬熟色赤形如常梔而不

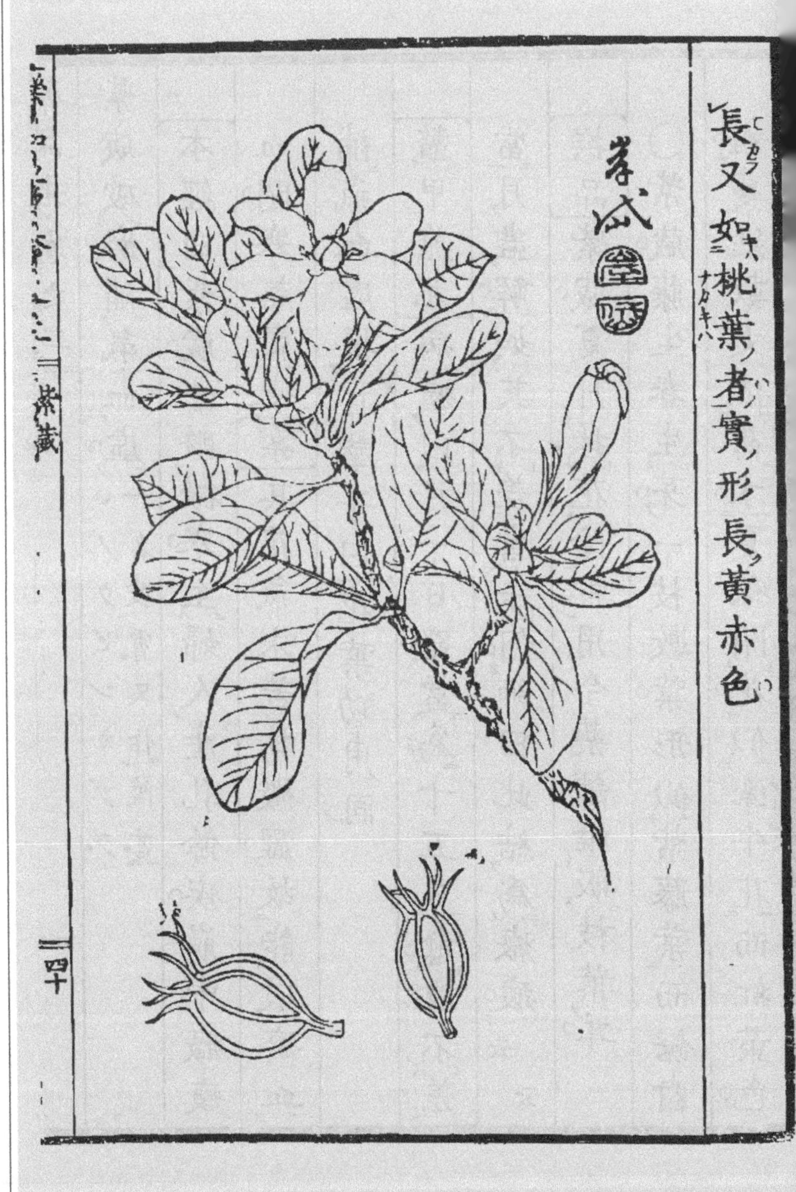
長又如桃葉者實形長黃赤色
四十

紫葳破瘀補氣血虛　ノウゼンカヅラ　一名凌霄又作陵苕

本經曰紫葳味酸微寒主婦人產乳餘疾崩中癥瘕血閉寒熱羸瘦

案其花氣味苦甘微澀故能破瘀血補氣血虛損

日華子曰花葉功用同

鼈甲煎丸病瘧以月一日發當爲十五日愈設不差當月盡解如其不差當云何師曰此結爲癥瘕云云

揀品紫葳夏月採花陰乾用今藥舖唯販枝葉耳

○紫葳藤生春生芽一枝數葉形似紫藤葉而鋸齒粗蔓延數丈依喬木夏秋開花似牽牛花而紅黃色

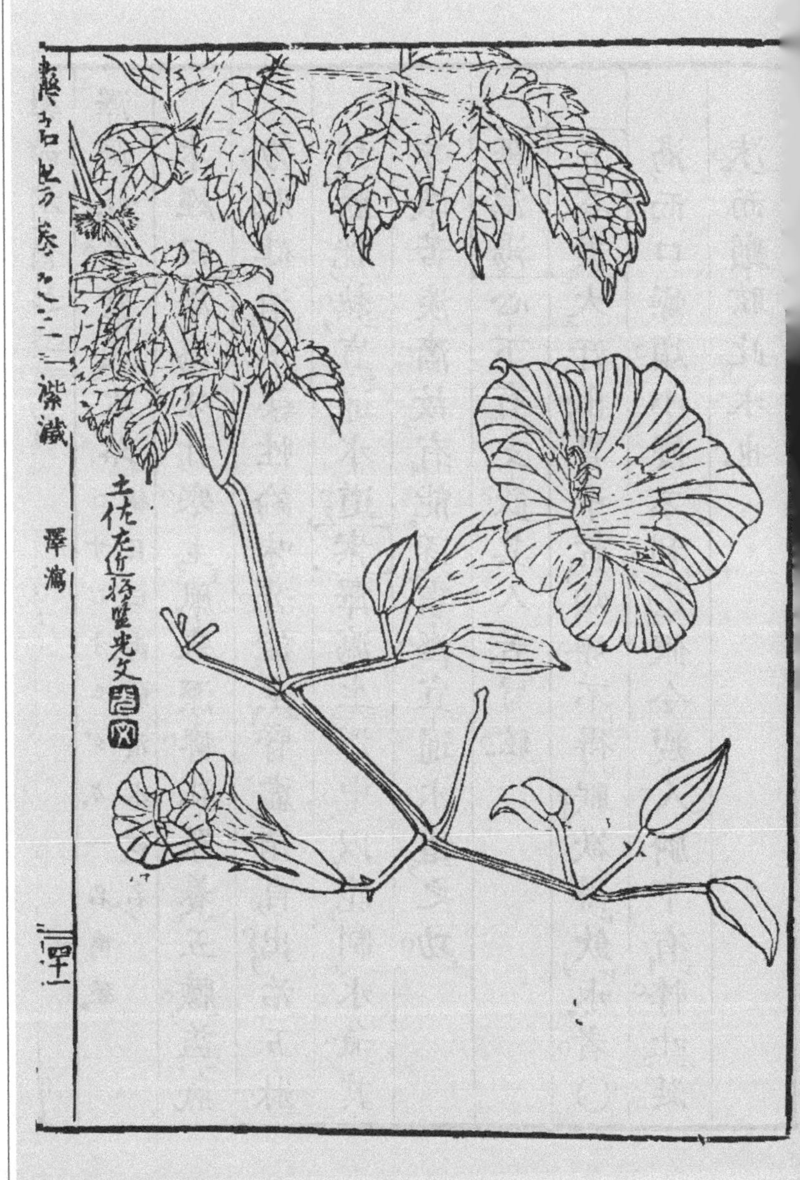

澤瀉如禹宣通水路。サジオモダカ。一名禹孫。綱目曰。禹能治水。故名。

本經曰澤瀉味甘寒主風寒溼痺乳難養五臟益氣力肥健消水。藥性論味苦能主腎虛精自出治五淋利膀胱熱宣通水道。案澤瀉生澤中以能制水氣其味微苦淡濇故有能逐畜溼宣通水道之功。

澤瀉湯 心下有支飲其人苦冒眩。

五苓散 大汗出胃中乾煩燥不得眠欲得飲水者○渴而口燥煩小便不利○假令瘦人臍下有悸吐涎沫而癲眩此水也。

撰品 澤瀉邦產形如芋奶而多白毛凡肥大肉白新者爲上品藥鋪此呼仙臺出奧州羽州及佐州者爲勝生丹州伊州薩州等者同上而瘠小次之凡有舶來形扁圓肌不粗與佐州產不異此物甚易蠹或陳久變黃赤色者不堪用又有美豆澤瀉苗葉相似而葉狹根不結塊者又澤瀉字訓於毛陀加者誤オモダカ即剪刀草

○澤瀉生澤水春出苗葉似車前而圓頭尖高七八寸叢生夏抽莖一二尺每枝岐六椏開細白花後結青子秋苗枯根結塊大若慈姑多毛

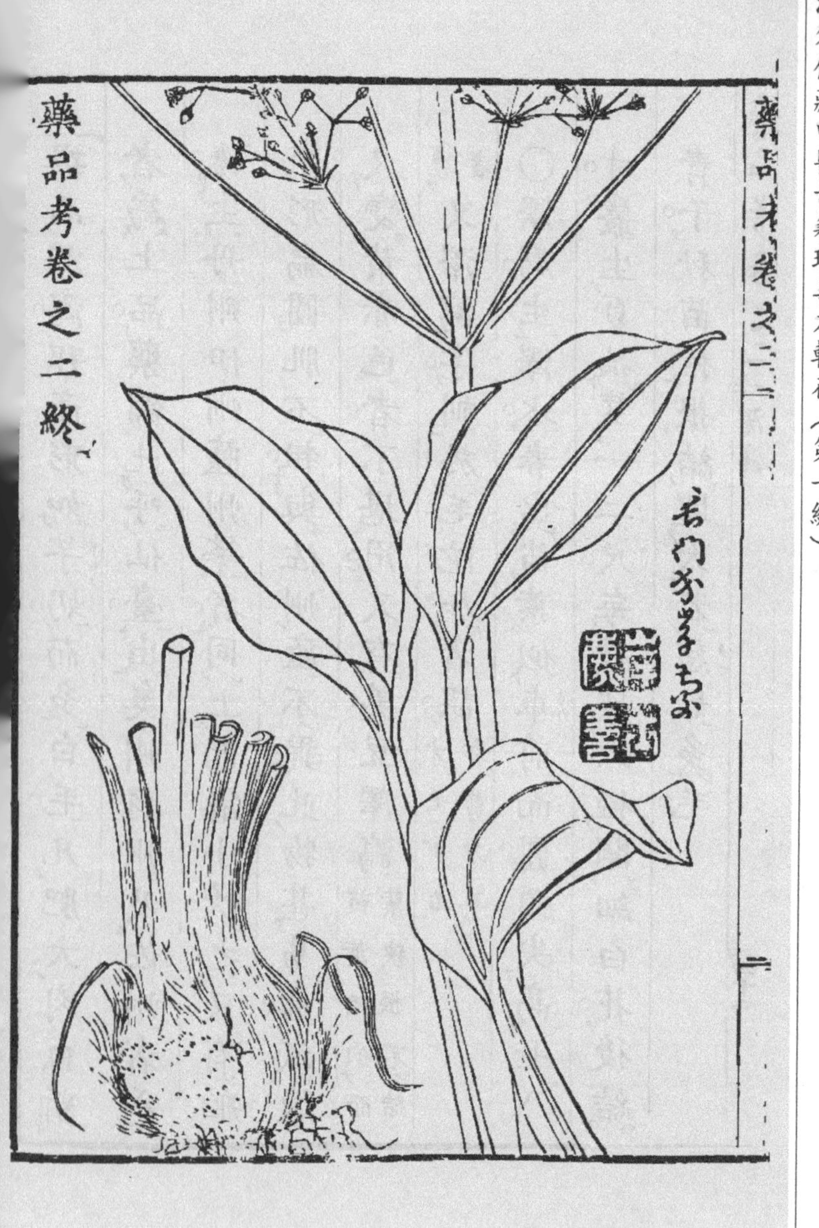
藥品考卷之二終
藥品考卷之二